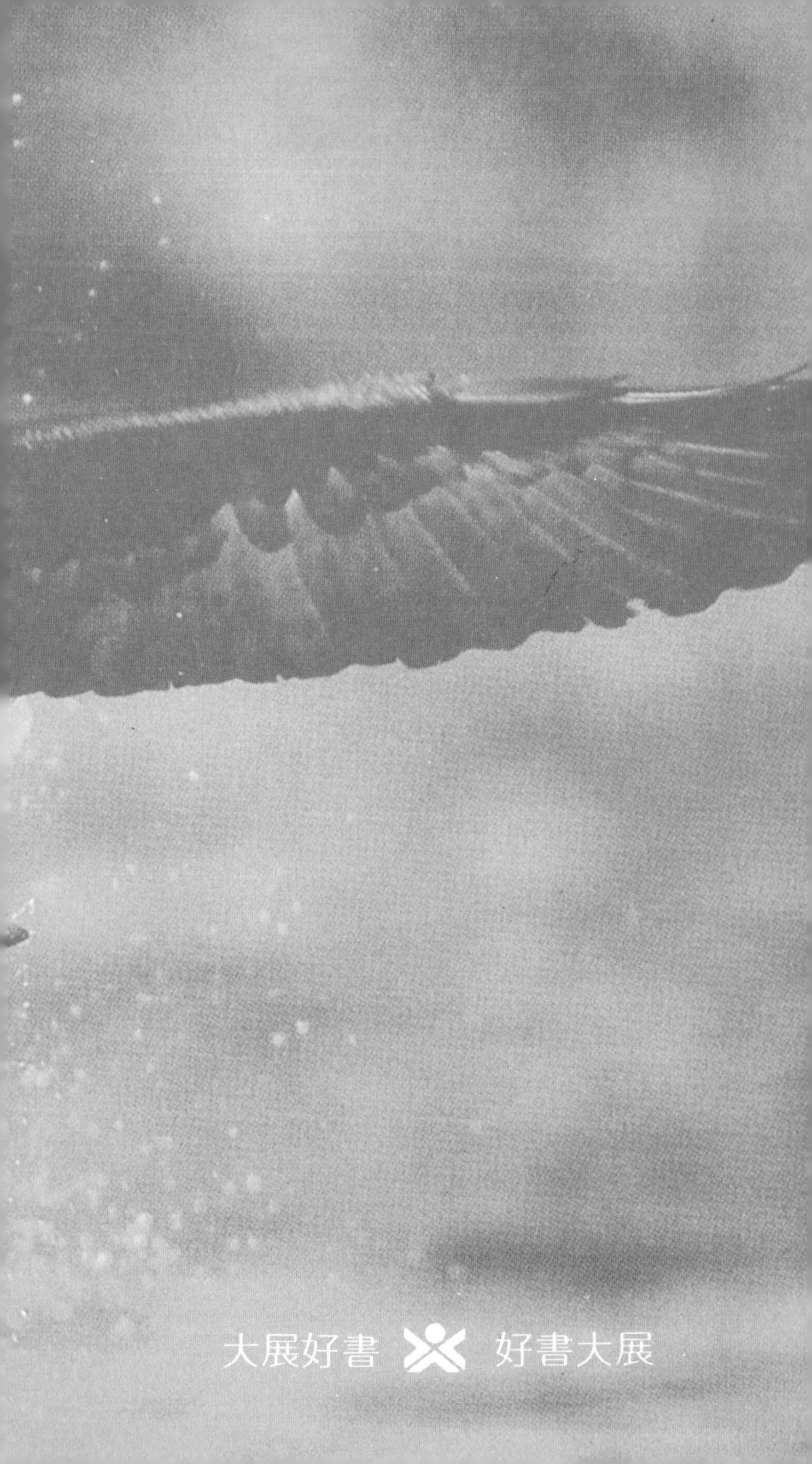
大展好書 好書大展

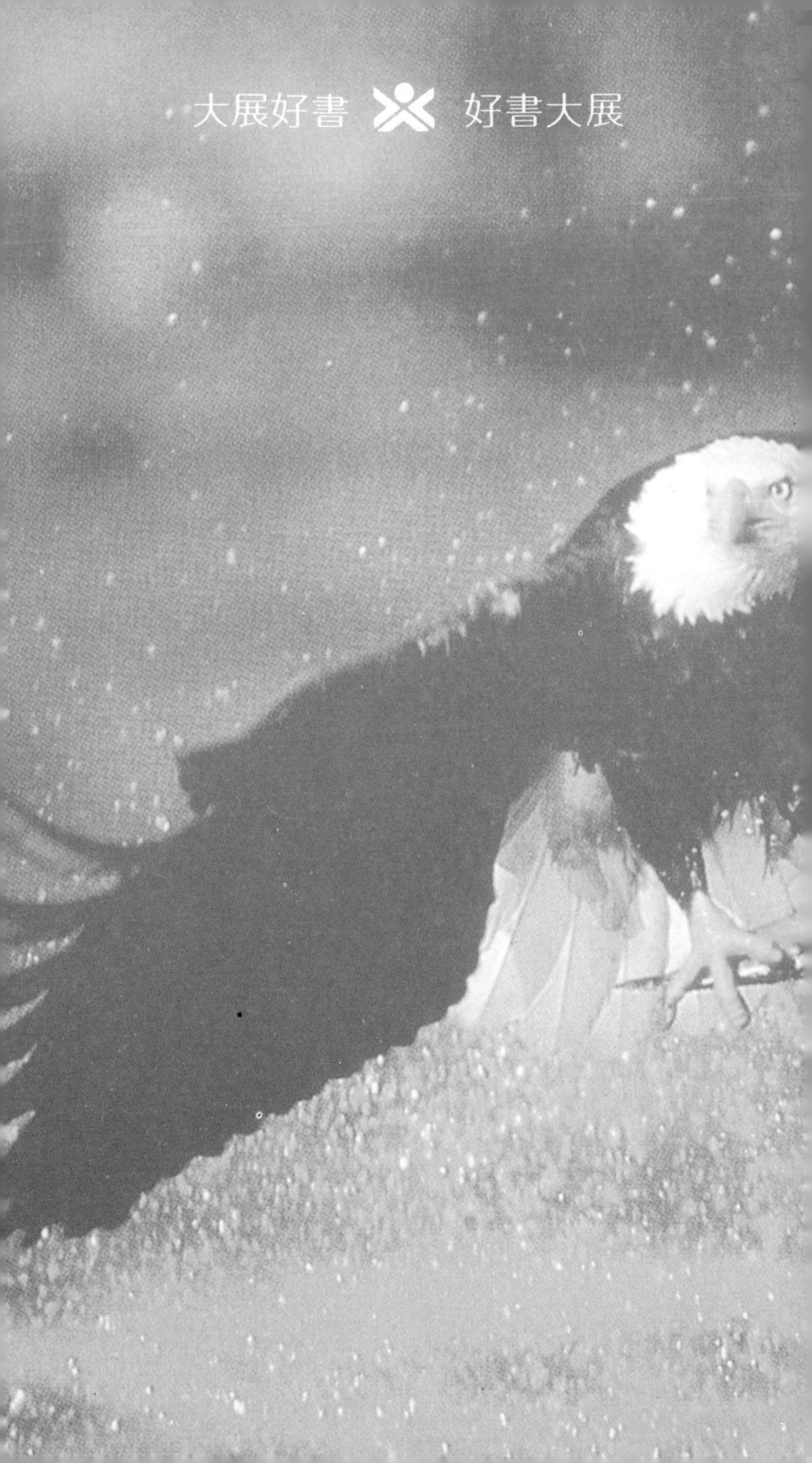
大展好書 好書大展

# 斑點是身心的危險信號

中野進／著
張果馨／譯

77
健康天地

# 前言

昔日，有關斑點、面皰等的美容問題，其治療法是以西洋醫學為主流。即使今日，也是一樣，治療的方法不外乎是依賴注射、內服或塗抹外用藥劑等。

本書是站在西方醫學的觀點上，加入具有數千年歷史的東方醫學的想法，發揮「東西」優點，介紹醫學的診斷與治療法。更加入「美容法」的要素，利用綜合療法以提升效果。

因此，在治療上所使用的東西，主要是由漢方藥草等自然物抽出的物質，或配合其中的數種加以利用。

此外，並加入東方醫學的經絡、穴道理論，對於穴道進行指壓、按摩，同時也介紹獨特的腰浴法等，都是合理的方法，能夠奏效。

根據我以往的經驗，斑點不單只是肌膚的煩惱，也與心理問題、內臟疾病有複雜的關連。由此可知，斑點是一種警告信號。必須考慮身心已經出現不適的情形，宜積極的找出原因。

總之，斑點不是一朝一夕就能夠去除的，必須耐心的持續治療，這是重點所在。至少要花幾個月，不可半途而廢。

在實行之初，需要了解本書所介紹的事項。如果觀念不正確，即使努力的實行，也無法產生效果。東方醫學的穴道部位，一般人確實很難掌握。因此，最好是在專家的指導下進行。

正確了解本書的內容後，並耐心、持續的治療，相信一定能夠展現妳的美麗，過著充實的生活。

最後，我要感謝在本書發行期間，不斷給我幫助與鼓勵的好友——三户唯裕先生。

中野　進

# 目錄

## 第二章　了解斑點的構造

## 第三章　斑點的形成

## 第四章　去除頑固的斑點

## 第七章　避免去除的斑點再出現的生活法

# 第一章

# 無法去除的斑點消失了

## 我臉上雞蛋般大的老人斑消失得無影無踪

斑點一直被認為是女性的專利。不過對男性而言，也是會有斑點的煩惱。男性可能不像女性那麼注重斑點的問題，比較大而化之。事實上，我在五十歲時，額頭左側和右頰出現雞蛋般大小的淡褐色斑點，就是所謂的老人色素斑。斑點是隨著年齡增長，而不斷的擴大，最後變成如雞蛋般大，顏色也加深了。即使身為男性的我，也非常在意。甚至怕看到鏡中的臉，不知該怎麼辦。

研究漢方醫學後，知道漢方藥草萃取劑對斑點有效。

為了想了解其效果，在五十八歲時，試用在自己臉上的斑點。對於長了十年之久的斑點，我開始每天花五分鐘，將藥草萃取劑塗在上面。

## 二週後顏色變淡

二週後效果開始出現。首先是顏色變淡了。三個月後，顏色更淡，範圍也縮小了。像這樣又持續的治療三個月，斑點雖然不是完全消失，但是變得不明顯了，結果令我相當滿意。藥草萃取劑的使用，前後約六個月左右就中止了。

事後，有一陣子我忘了斑點的事。結果是因為很多朋友告知我臉上的斑點消失了，我才好奇的去照鏡子，發覺臉上的斑點真的消失了。當時我真的很驚訝。因為實際實用藥草萃取劑只有六個月的時間，之後就沒有再做任何處理了。

這可能是使用藥草萃取劑，促使肌膚的生理機能正常化，而漸漸復原。

想一想斑點形成的長久歲月，卻能在短期間就恢復，這可以說是迅速的復原了。

斑點的種類很多，症狀較輕的初期就做處理，應可以提早痊癒。

直到今天，我臉上的斑點都沒有再發。

## 日曬形成的斑點一個月內去除

廣島市 山口和枝（六十八歲・主婦）

二年前出現斑點，我是因為曬太陽所造成。十年前由於興趣，開始學日本畫，經常徒步走到公民館，大約要花十五分鐘。夏天在強烈的陽光下，未帶帽子就出門去學畫，可以說是毫無防備的舉動。

### 左頰出現明顯的斑點

大約是在二年前的秋天，在左臉頰下方出現一圓硬幣大小的斑點，對我是一大打擊。因為我認為到這年齡，應該不會再出現斑點了。

我想可能是肌膚過敏吧！使用新的化粧品時，總是會出現斑疹、發紅的現象。因此，我在十五、六年前，就已經開始使用無香料的化粧品。

然而斑點的出現實在讓我很驚慌，馬上就到附近皮膚科就醫。結果醫生給我含漢方藥草萃取劑的軟膏。

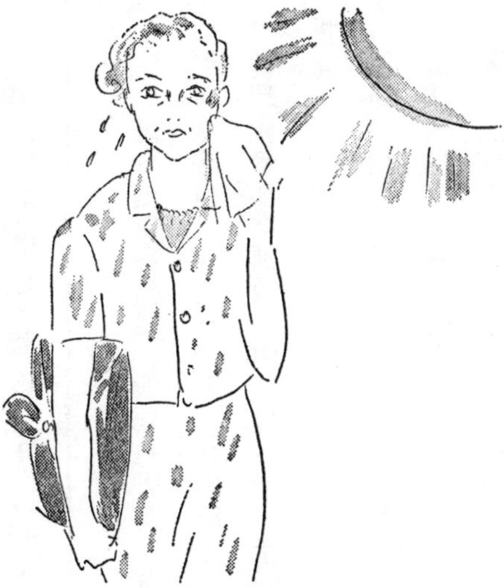

我依照醫生的指示，每天三次，將軟膏抹在斑點上，再以少量的水潤濕，用手按摩至乾為止。經過半個月，斑點的顏色變淡了。

幾乎在一個月內，幾乎都消失。這麼迅速的效果，連醫生都感到很驚訝。

現在只留下一點點的斑點，即使不化粧也沒關係。之前即使化粧也無法掩蓋呢！現在已經逐漸痊癒了。我想可能是自己迅速處置，才有這樣好的結果。

現在，為了避免斑點加深，在強烈日照時外出，事前都會做預防措施。

# 不只斑點消失了 油性肌膚也變爲中性肌膚

立川市 吉田由美子（五十二歲・主婦）

我的斑點出現在額頭、兩頰的周邊，還有在鼻中央有直徑三公分大的斑點，細長且散亂，情形非常嚴重。大約在十五、六年前開始形成。

當時我參加媽媽排球隊，練習中手指受傷，而貼上市售的貼布藥打球，流汗時就頻頻用手擦臉，漸漸臉上出現皮膚炎的現象，變得又紅又腫。經過一段時間，紅腫雖然褪了，但卻呈現貼布使用後，常有的皮膚發黑情形，一直無法痊癒。最後變成真正的斑點留在臉上。

當然我也去皮膚科就診。

醫生也為我打針，也開給我維他命C劑。我也很想治好斑點，所以耐心的治療了四～五年，但是斑點並未變淡。

## 三個月內斑點變淡

後來，我看到了含有漢方藥的化粧品的看板，受到「漢方」兩字的吸引，走進店裡詢問斑點的處理方法。開始一週二次在店裡接受徹底護理，並接受指導，每天晚上在家自行進行肌膚護理。

現在我能徹底卸粧了，過去只是輕輕擦掉臉上污垢而已，可能是因此而損傷了肌膚。這是非常基本的事項，因此包括化粧品的使用方法等，我都確實的遵守專家的指導來進行，三個月內就產生變化，斑點淡了。

甚至我的指導老師都感到驚訝。大家都沒想到我能這麼快就恢復，這也成了一大鼓勵，拼命的護理肌膚。

我的臉就像一層層的膜被撕掉般，斑點逐漸變淡了。一年後幾乎看不見斑點。

不僅如此，原本屬於油性的肌膚，不可思議地，現在變成中性肌膚，使我感受到自然肌膚的喜悅。

## 擴散在臉上的斑點
## 因藥草萃取劑而逐漸變淡

昭島市　齊藤惠子（四十九歲・主婦）

以前在額頭、臉頰就有小斑點，因為我是大而化之的個性，所以在四十八歲之前沒有去處理它，只是會以粉底加以掩飾。但是從去年九月開始，因為曬太陽時間較多，雖然之後皮膚變白了，可是斑點部分卻加深，即使用粉底也無法掩蓋。

此時，自己開始後悔不該曬太陽。

其實是因為五月時家中貓咪生產，為了照顧小貓咪們，幾乎每天都要去庭院。當時連帽子都沒有戴，直接曝露在陽光下……

### 早起時斑點變淡了

九月後，我開始擔心臉上肌膚。自從斑點加深後，養成每天照鏡子的習慣，發現斑點大小不一，有的只有小指指甲的四分之一大小，有的有指甲的二倍大。

於是我開始護理肌膚，每晚使用某種藥草萃取劑（米糠、黃柏、甘草、黑砂糖、國產蜂蜜），將它塗抹在臉上敷面，可能是太累的關係，竟然昏沈的睡了五～六小時之久，醒來後自己也嚇一跳，於是趕緊用清水沖洗臉部的敷面劑。

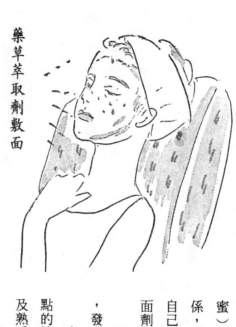

藥草萃取劑敷面

而令人驚訝的是，在第二天早上照鏡子時，發現臉上斑點約有八十～九十％去除了。

斑點能夠如此輕易被消除，可能是因為斑點的情形不是很嚴重，也可能是因仔細的處理及熟睡而奏效吧！

總之，事後讓我有煥然一新的感覺。

## 十五年前車禍留下的傷疤以及婦科手術後的斑點都消失了

千葉縣 原　菊子
（四十六歲・花道教授）

我在十五年前遭遇交通事故，整個臉部受傷到醫院治療，當時使用如釘書機般的器具，叭咭、叭咭的釘合傷口，治療時我聽到叭咭聲不停，心想「情況一定很嚴重」。初次照鏡子，看到自己時真的很絕望。一年中每天塗抹燙傷用的藥物，但是紅腫的傷疤仍無法復原。

車禍後經過一年，真是禍不單行。我又因子宮外孕而接受手術。手術過後幾天，當我照鏡子時被自己的樣子嚇一跳。我發現雙眼周圍發黑就好像熊貓一樣，出現許多斑點。還好不久就去除了，但是卻在兩頰出現茶色的斑點。

據說斑點是因荷爾蒙分泌失調而引起，而我就是這種情形。因為動手術而服用各種藥物，而造成嚴重的斑點現象。

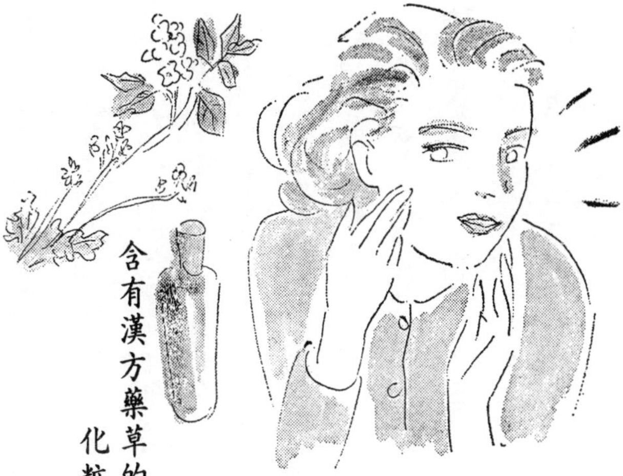


## 想要淡化斑點而嘗試各種化粧品，但是……

車禍的傷疤在經過幾次整型手術後，總算抹平了。但是在臉上留下淡紅色的疤痕，而兩頰仍有茶色斑點的存在。

我為了「使斑點變淡」，嘗試了各種的化粧品。幾乎所有的廠牌都試過了。

有時斑點有變淡，但是不久之後又恢復原狀，令我很失望。可能因我亂用化粧品的緣故而使斑點顏色又加深了。

## 使用含有漢方藥草的化粧品，三個月後斑點變淡了

我在百貨公司健康食品專櫃的角落，發現含有漢方藥草的化粧品。它是以中國傳統方法所製造出來，對於它的說明我很感興趣，它的使用特徵是徹底的洗臉，於是買了一套回家。

使用三個月後，原本發黑的斑點變紅，斑點逐漸變淡，於是我更加勤快護理肌膚。

六個月後，有一天我先生對我說：「最近妳的斑點好像不見了。」

使用一年半至今，困擾我約十五年之久的斑點，就此消失了。

現在我能不化粧外出了。

由這次的經驗，使我感受到中國幾千年來的傳統藥草及美容法的偉大。我也知道只要努力就能去除斑點，身體會給予回報的。

現在我已經進入四十歲層的後半了，但是我相信只要持續這樣護理肌膚，即使五十歲、六十歲也不會出現斑點。

## 太陽穴的黑色斑點半年後幾乎看不見了

廣島市　武本里枝（五十八歲・主婦）

當右邊太陽穴出現十圓硬幣大小的斑點時，我非常驚訝，它的顏色如巧克力般的深，所以非常明顯。

我想可能是因為十年來，從事縫製車子椅套為家庭副業的關係所造成的。

工作時都坐在朝南房間的窗邊。經常整個人會完全曝露在陽光下，有時太陽太刺眼，甚至還需戴帽子工作。因房間隔間關係，光線是由右側窗戶射進來。我想這就是造成右邊太陽穴出現斑點的原因了。

以前，我的皮膚都沒長斑點，即使曬黑也會很快變白……，不過皮膚似乎比較脆弱，有時外出會噴點香水，皮膚就會出現斑點狀的現象。那時就會去看皮膚科，因此，這次我也趕緊去看醫生。

## 每天花三分鐘塗抹軟膏

醫生給我的是含有漢方藥草的軟膏，據說對斑點很有效。我是一日二次，在早、晚洗臉後塗抹藥膏。醫生說要讓皮膚充分吸收，所以我花三分鐘時間，用手指將藥膏抹上後又再按摩。非常積極、用心的持續護理肌膚。

一個月左右效果出現了。原本巧克力般的深褐色斑點變淡了。三個月後，顏色更淡。半年以後，斑點縮小，只留下隱約的邊緣痕跡。

## 持續治到痊癒為止

平常我不化粧也看不出斑點，因為太陽穴的斑點可以用頭髮掩飾……。因此，我也沒有再持續護理了。

可能是年齡增長的緣故，我的朋友常會有斑點的困擾，這時我會告訴他們我的親身經驗。最近我也帶一位出現老人斑的朋友，去看我的皮膚科醫生，也因這機會，我又開始護理肌

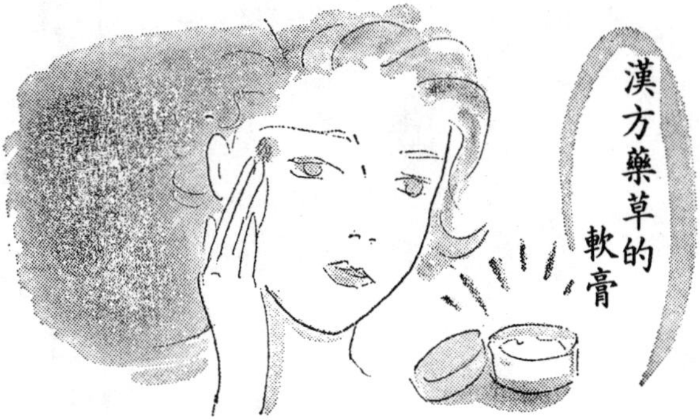


膚，希望斑點能完全消失。

隨著年齡的增加，大家都會擔心斑點的問題。

因為漢方藥草軟膏含有對肌膚有益的藥草成分，所以可以安心使用。

此外，我還服用維他命C和E，這兩種維他命對肌膚很好，希望斑點能儘早痊癒……。

## 流產後荷爾蒙失調引起的斑點在一年內消除了

柏市 高田順子（四十八歲・主婦）

二十七歲時，我已經有二個小孩了。後來又想要再生，終於在三十歲時再度懷孕。但是很可惜卻流產了。之後就都沒有消息，直到三十五歲才又懷孕。當然我和我先生都非常高興，但是沒想到還是流產了。

### 原因是荷爾蒙失調

就在這時候荷爾蒙出現異狀。最嚴重的就是斑點，出現在兩頰、眼瞼、額頭等，感覺滿臉都是斑點。斑點顏色很深，形狀為條狀到圓形都有。其特徵是以鼻子為中心，呈現左右對稱的現象。

據說懷孕時容易長斑點。我在上次懷孕時就曾經有過，所以並不感到驚訝。而這種斑點

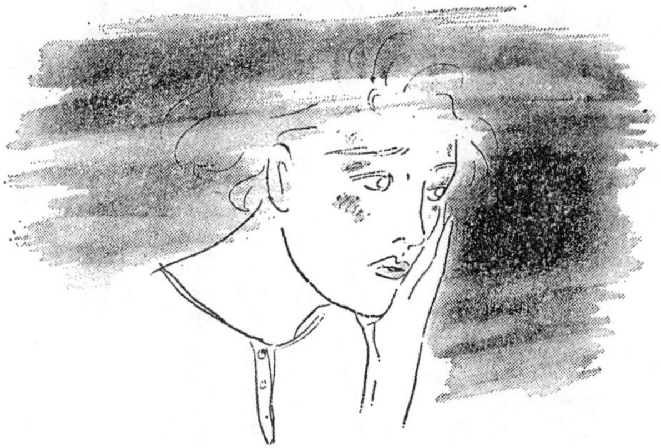

在產後就會消失。但是這次出現的斑點，不但沒有消失，反而更嚴重。

於是我很擔心地去看婦產科，醫生說是荷爾蒙失調，並未開特別的藥物。

但是我還是不放心，又去看別的醫生。

醫生指示我服用維他命C，一般每天服用一～二顆，而我因為想儘早消除斑點，自己增量到三～五顆。

結果斑點變得更嚴重了。

後來，我也嘗試對斑點有益的酵素、漢方藥等卻毫無成效。

## 半信半疑的心態下使用含漢方藥的化粧品

經過幾年之後，我想斑點可能無法痊癒，放棄治療的希望。但就在這時，知道含有漢方藥的化粧品。

就在我經常光顧的漢方藥店的隔壁，發現這種化粧品。那時我不知道是否對斑點有效，經店員強力推薦說：「斑點絕對能被去除」，於是我想嘗試看看。

開始時，我是到店裡請他們為我護理。

大約三個月後，黑色斑點中出現細的線條和白色小點。使斑點更明顯，據說這是逐漸痊癒的證明。

果然，不久之後斑點的部分逐漸縮小，顏色也變淡了。在未期待斑點會改善的心態下能出現這樣的效果，確實讓我非常驚喜。

持續護理半年、一年之後，斑點逐漸變淡，最後發覺斑點完全去除了。當時感動的情形，真是畢生難忘。

我現在仍持續護理肌膚，因為我不希望再長斑點。

## 持續的精神疲累造成嚴重的斑點

草加市　佐藤直美（四十六歲・主婦）

十三年前，在動盲腸手術之前不久，臉上出現顏色很深的斑點，從此不化粧不敢外出。據說那一年是女性的厄年，容易有災難。

我想精神上的不穩定也是造成斑點的原因之一。當時罹患盲腸炎，也可能是精神疲勞所造成的。這是醫生對我說的。

盲腸手術之後，我幾乎成了藥罐子，這也許就是造成斑點的原因之一吧！總之，住院期間就發覺斑點的顏色逐漸加深。

### 受到「一定要去除斑點」這句話的吸引

斑點是自下巴往兩頰骨的方向，呈V字形擴散的狀況，甚至擴散到額頭部位。顏色由淡褐色到深褐色都有。雖然大家都沒有說出來，但是實在是很明顯，因此我感到很憂慮。

因為我的皮膚很白，曾是大家稱羡的對象，所以才會有這麼大的反彈。因此，只要聽到有好的化粧品，就會毫不考慮的嘗試它。

結果反而使斑點的情況更惡化。因為不斷更換化粧品，使斑點顏色加深，範圍也更擴大。像這樣的狀態持續有五年之久。

有一天，我看到廣告板「借著肌膚護理法一定能去除斑點」的字句所吸引，於是趕緊打電話詢問資料。

## 性格也變得大而化之

學會了基本的肌膚護理法，我每晚都實行肌膚處理。護理的重點，是在洗臉後將漢方藥草液抹在臉上，再用手指輕輕按摩。每天晚上仔細的進行，持續了約一年的時間。

進行途中也曾出現脫皮、發癢的情形，但是聽說這是好的反應，因此，這鼓勵我更努力持續進行下去。

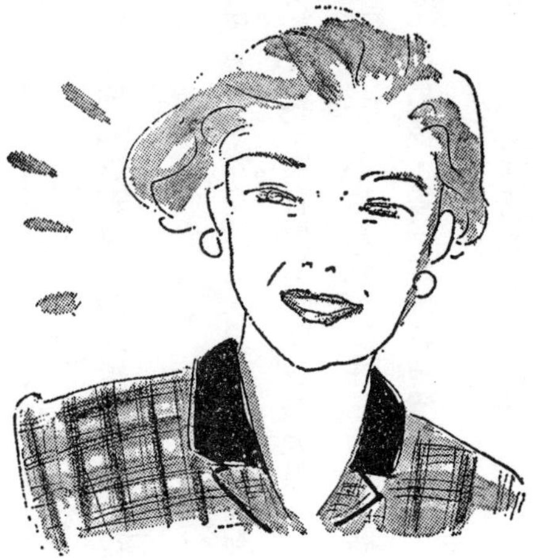

大約經過一年後，感覺到斑點轉淡了。原本斑點部位的皮膚較乾燥，而現在恢復正常了。我想現在已經痊癒了八十～九十％了。

直到我的指導老師說：「如果一直擔心斑點，無法去除斑點」，的確誠如他所說的，過去我非常神經質，但自從開始護理肌膚後，性格也改變了，同時斑點也迅速痊癒。

雖然斑點是可恨的東西，但是今後會更加努力的去除斑點。

## 當頑固的斑點去除時慶幸自己能持續的護理

福生市　龜山真子（五十五歲・主婦）

我以前未曾有斑點的困擾。十年前我是擔任小學老師，可能是曝曬在陽光下的機會較多吧！

因為春季常有遠足、夏天擔任游泳教練、秋季運動會的練習等，持續幾年下來，確實比一般的家庭主婦有更多時間在曬太陽。

而且我又不喜歡化粧，在二十幾歲時幾乎不化粧。我的皮膚對紫外線較敏感，只要經強烈陽光照射後，頸子部位就會發癢。

### 醫院的藥無法去除斑點

隨著歲月的增長，我開始察覺到斑點也開始擴張了。斑點出現在鼻子周邊、顴骨附近以

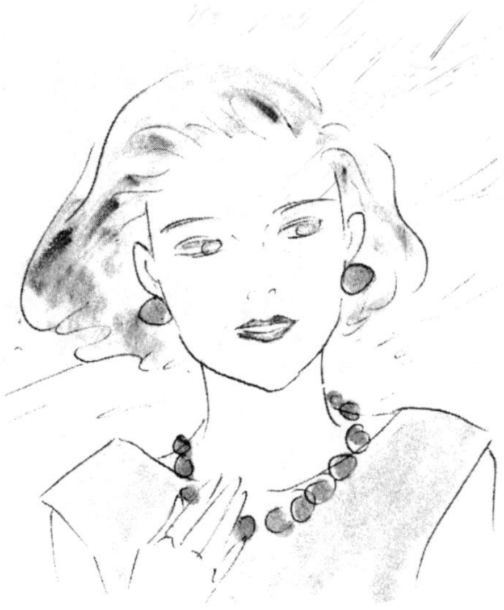

及嘴邊。大都是茶色的，分佈範圍很廣。

於是我立刻到大學附屬醫院的皮膚科就醫，醫生診斷是「肝斑」，並提醒我不要化粧，也給了口服藥。我依照指示服藥，但是斑點仍然無法去除。

因為工作關係，肌膚仍會曝曬到陽光，因此只要使用S公司的化粧品。斑點無法去除，只能用化粧法掩蓋它，而我一邊使用化粧品，卻一邊擔心會有不良的副作用。

## 聽到指導內容後有著痊癒的預感

五十一歲時，因為腳部疼痛而行動不便。那時知道有以電話訂購的漢方藥化粧品的存在。因為曾經聽皮膚科醫生說過化粧品公害的問題，所以很注重化粧品的成分。對於這種漢方藥化粧品的成分，我能安心。

由於這家化粧品的種類較少，對於討厭嚕嗦的我而言很適合。接受去除斑點的指導，在徹底卸粧後進行溫冷洗臉法。徹底卸粧我也能接受，由指導內容中，我有一種預感就是「這一次斑點一定能痊癒」。

總之，嚴格遵守指示，持續進行了三年時間後，突然發覺原本非常嚴重的斑點，幾乎都消失了。這時我覺得還好自己中途未中斷，能夠持續實行，真是太好了。

現在我並不想使自己變得美麗，只是不希望讓人產生不快感。因此，即使曬衣服時，也會戴上帽子，同時每天不忘實行肌膚的護理。

因為自己的努力，當同學會遇到多年不見的舊友時，大家都稱羨我不但沒有斑點，連皺紋也很少，真令我感到高興。

# 第二章

# 了解斑點的構造

## 利用SUMP法掌握皮膚狀態

也許有些人，有一天突然在鏡子前，驚叫「斑點出現了」、「面皰增加了」，這種心情是能了解。但是斑點、面皰並不是突然產生的。出現這種症狀，代表肌膚一直處於不健康狀態。

斑點、面皰出現時，也許會感覺身體狀況失調。但是要檢查自己肌膚健康與否，是很難用肉眼來判斷。為各位介紹一種能明確診斷自己肌膚狀態的方法，就是SUMP法。

### ●何謂SUMP法

SUMP法，是在一九三〇年由鈴木純一先生所想出的鈴木式萬能顯微印畫法，英文是Suzuki's Universal Mikro-Printing Method，來取開頭字母而簡稱為（SUMP）。利用這個方法，能夠仔細觀察皮膚表面的詳細形態。只要能定期實行，就能把握伴隨體調變化

使用SUMP的部位

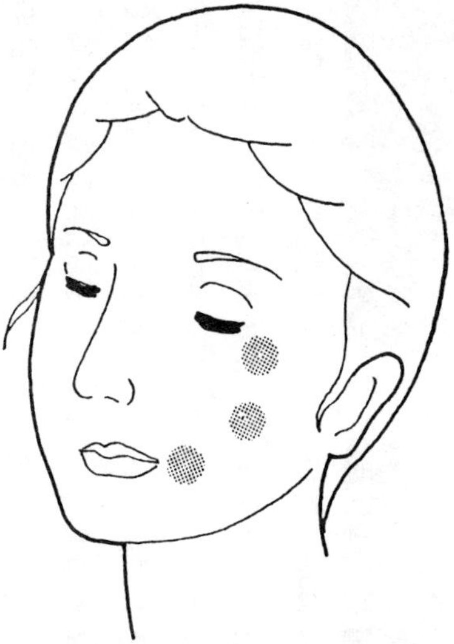

所產生的肌膚微妙變化。

## ●SUMP的作法

首先在SUMP板（透明玻璃紙）上塗抹丙酮液，在未乾時敷在皮膚上，大約靜置一分鐘，將SUMP板撕下來。這時肌膚的紋路全印在這板上，透過顯微鏡投影，大約放大五十倍，藉由銀幕加以觀察。

## ●測試的肌膚部位

如上面插圖所示，由容易出現斑點的部位開始測試。主要的部位是外眼角、臉頰與嘴唇周圍等。

# 由SUMP了解肌膚的各種狀態

**紋理細緻的肌膚**

紋理（縱橫的黑線、皮溝）細而淺，好像棋盤般排列整齊，是其主要特徵。毛細孔和皮丘（皮溝包圍的部分）較小，且起伏較少。

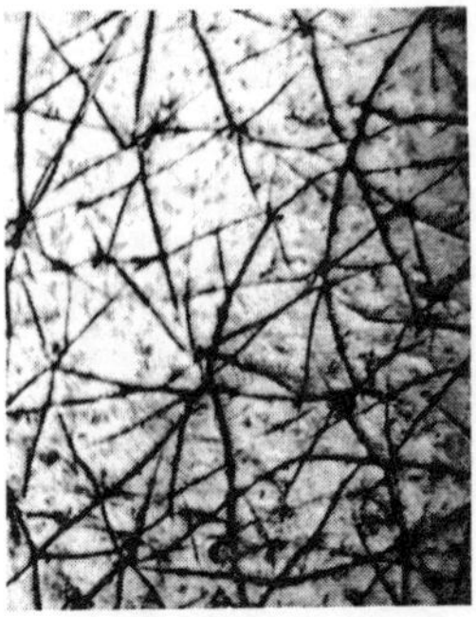

**紋理粗糙的肌膚**

紋溝較彎且深，凹凸較大，皮丘也較大。所以當SUMP板貼在皮膚時，因空氣進入而出現空氣孔（照片中白色橢圓的部分）。

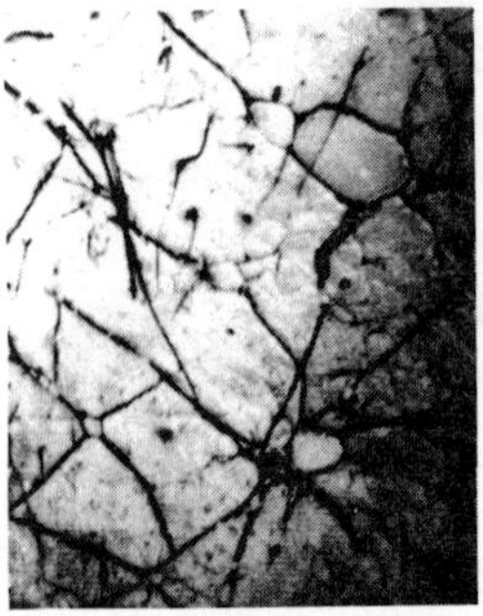

**乾燥肌膚**

皮溝較粗，可以看到皺皺的小皺紋，是其主要特徵。這是因肌膚表面水分不足的緣故。整體看來較黑，是由未剝落的角質片所造成。

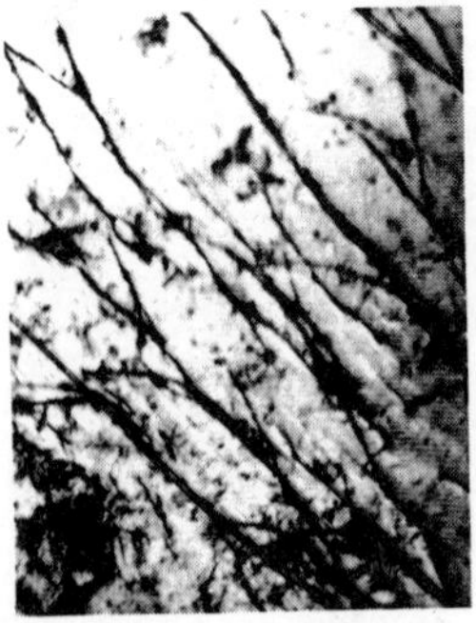

### 油性肌膚

油性肌膚與乾燥肌膚相比，可以發覺其紋理較少，但卻較粗且深，這是其主要特徵。毛細孔有污垢阻塞，所以看起來較黑，毛細孔也較大。

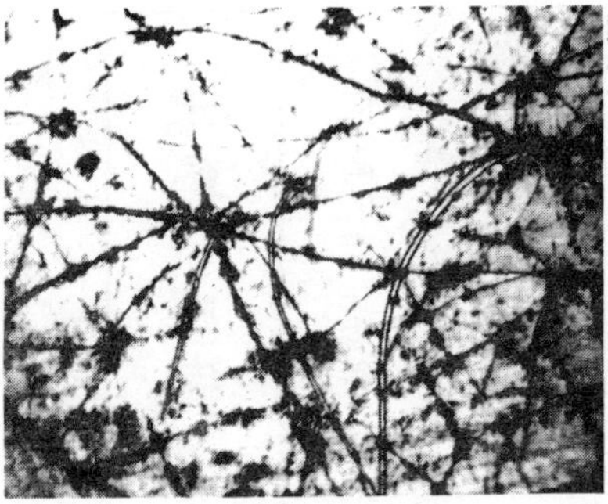

### 髒的肌膚

到處都可以看到舊的角質的殘留。較深的部分是皮膚的凹陷處與毛細孔，而都有污垢積存。紋理薄且亂，為其主要特徵。

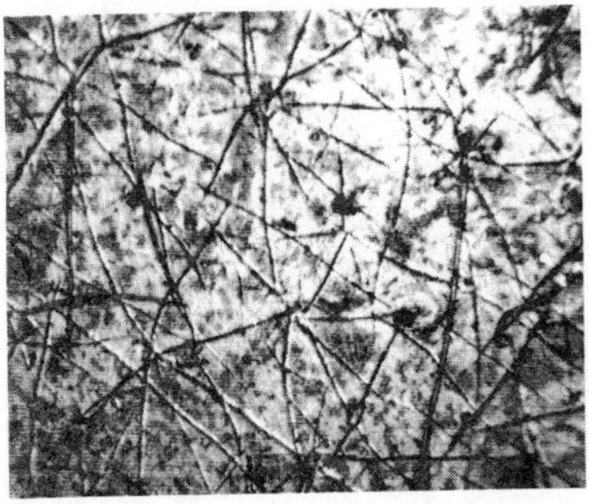

### 污垢完全清除的肌膚

整體看來顏色較淡，紋理細緻。這是因為污垢完全去除的緣故，而寬廣的毛細孔也縮小了。因表面的舊角質去除了，所以很光滑。

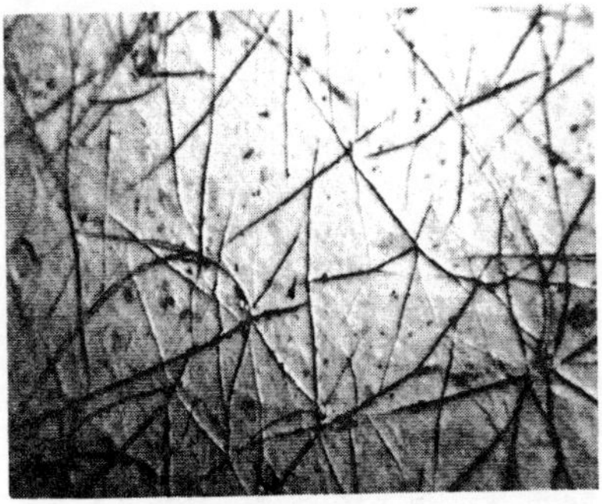

## 年輕肌膚與老化肌膚的不同

肌膚的老化現象有個別差異。一般老化現象是相當緩慢。但是最近年輕女性，出現老化現象的情形不少。皮膚的老化特徵，也就是失去年輕肌膚的條件——「滋潤」「光滑」「彈性」「血色」。

藉著SUMP法觀察老化狀態，經由皮膚表面的皮溝與皮丘完全顯現出來。皮溝和皮丘的關係，就像在砂上畫線的情形，皮溝就是所畫的線。而被三～四條線圍繞的微微隆起的部分，就是皮丘了。

當肌膚衰老，原本隆起的皮丘會出現陷凹，皮丘表面會有幾道細溝。所以，由於皮丘萎縮，而使皮溝加深，整體上會令人覺得充滿皺紋。肌膚老化就是呈現隨時都可能形成斑點及肌膚乾燥的狀態。所以平時就要注意肌膚的健康狀態。

**年輕的肌膚**＝皮丘突起。皮溝較細。皮丘的形狀呈三角形或菱形。

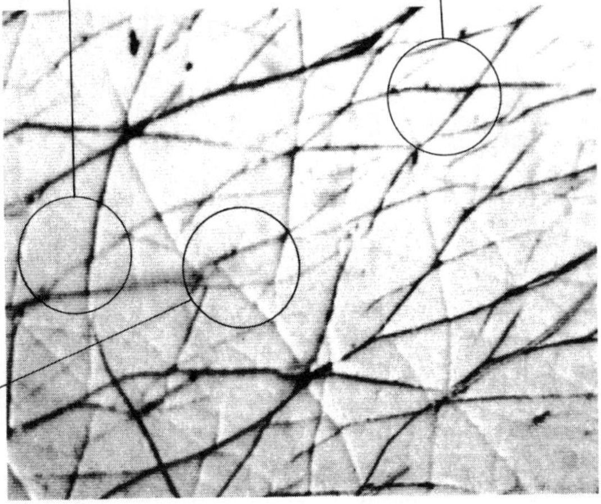
皮丘膨脹具有張力
皮溝較細
皮丘形狀為三角形

**老化的肌膚**＝皮丘萎縮。皮溝又粗又深。皮丘的形狀紊亂。整體泛黑有角質片（雪片狀），這是新陳代謝不良的證明。

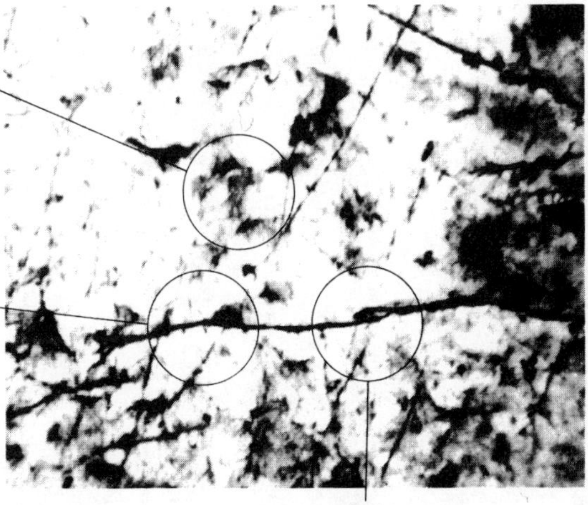
角質片
皮丘形狀紊亂
皮溝較粗

## 利用SUMP法觀察斑點的特徵

用SUMP法觀察有斑點的肌膚時，會發覺有幾種特徵，以下介紹較具代表性的例子。

### ●皮溝紊亂

健康肌膚的皮溝形狀大都為三角形、菱形且排列整齊。但在長有斑點的部分，皮溝彎曲、扭皺，產生許多如葉脈般的支線，呈現形狀不完整的狀態。

### ●皮丘陷凹

正常肌膚的皮丘就如烤年糕時，皮丘呈膨脹狀態。但是斑點部分的皮丘整體卻有陷凹感，而且皮丘的表面有一些細溝，形成充滿皺紋的狀態。

利用SUMP法觀察斑點的狀態

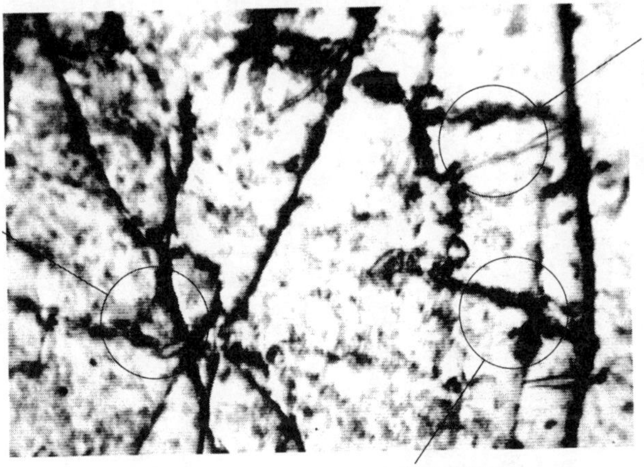


## ●因水分不足而凹陷

用水分計測量斑點部分和正常部分的肌膚，發現兩者水分含有率完全不同。斑點部分的水分較少。斑點部分的肌膚，保有水分的能力弱。亦即是斑點部分的細胞本身較弱。

## ●不易起斑疹

斑點部分的肌膚不易起斑疹，會給人較有抵抗力的印象，其實正好相反。因為斑疹的出現，是因皮膚對抗細菌和刺激性物質時產生的生物體反應，證明肌膚有抵抗力，而斑點部分這種力量衰退、遲鈍，所以不易起斑疹。

例症①
A子（三十四歲）

## 皮溝呈斜坡狀

A子因作海上運動，受紫外線過度照射，而形成斑點。在她兩眼下方出現深褐色的斑點，此外在兩眉間的上方也出現十圓硬幣大小的斑點，不過顏色較淡些。在深褐色斑點處敷上SUMP板。

### ●用SUMP板觀察斑點特徵

**斑點的部分**　皮溝呈現由右上方向左下方傾斜狀態，一般有斑點者的皮溝都有這種特徵。皮丘整體呈現山脈狀，因此有凹凸而無張力。就如手部肌膚長期浸泡水中後，呈現的發脹狀態。

**普通肌膚的部分**　與斑點部分相比較，普通肌膚的皮丘呈現排列整齊的三角形或菱形。但是皮溝較深且皮丘鬆弛者，是屬於老化的皮膚。

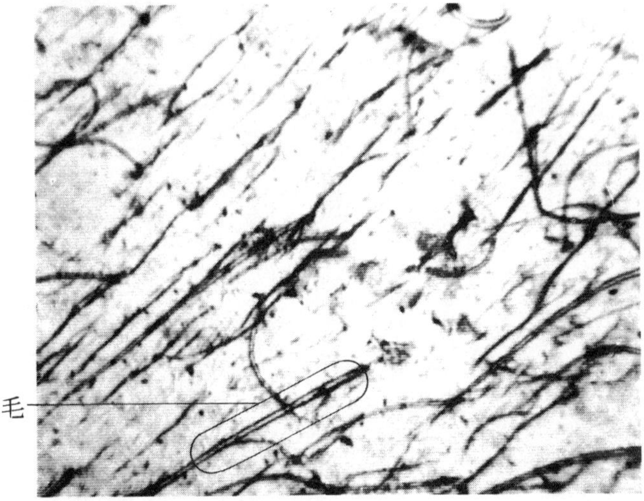
毛
斑點

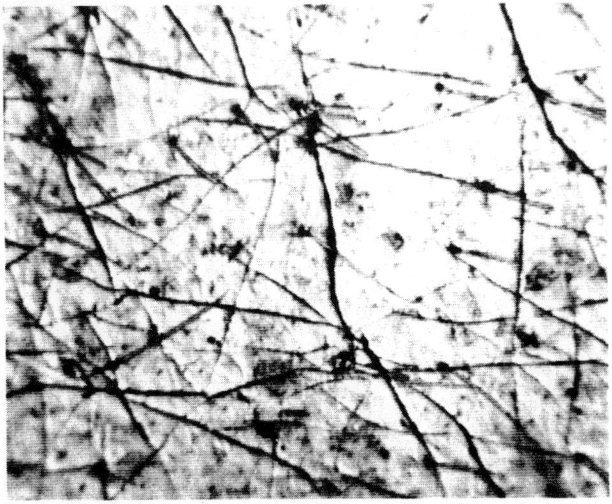
普通肌膚

例症②
B子（五十一歲）

## 皮溝斜波有消失的部分

B子曾患婦科疾病，現在每晚還服用強化血管的藥物。因此額頭、兩頰都出現一圓硬幣大小的斑點，顏色呈茶褐色。SUMP板敷在臉頰處測試。

### ●用SUMP板觀察斑點特徵

**斑點的部分**　由圖片上可知左側皮溝完全消失，而右側皮溝由左上方向右下方傾斜，像這樣在一個斑點中出現兩大特徵，是很罕見的。

**普通肌膚的部分**　普通肌膚的皮丘呈現排列整齊的三角形或菱形，不過感覺有點變形。皮溝有斷裂處，整體而言是屬於老化的肌膚。

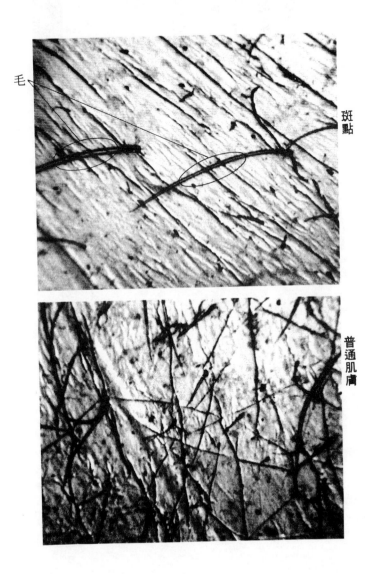

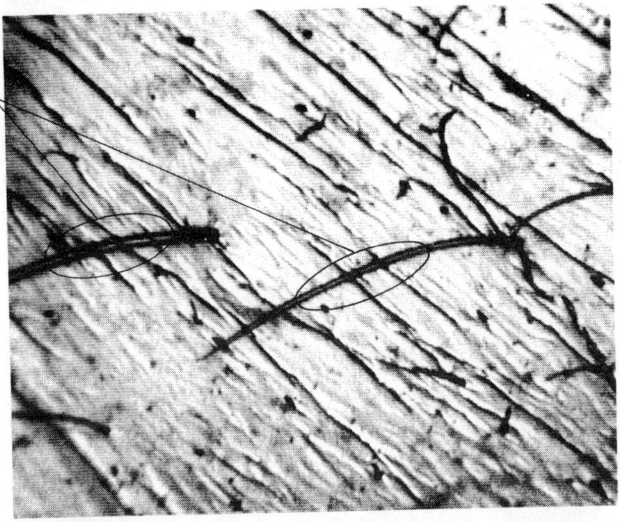
毛
斑點

普通肌膚

例症③
C子（四十二歲）

## 皮溝變形呈蜘蛛網狀

C子的肌膚原本就是乾性，而且較易起斑疹。十幾年前就出現斑點，由兩頰骨向下巴部位擴散。顏色呈茶色。看起來非常顯眼。

### ●用SUMP板觀察斑點特徵

**斑點的部分**　這是具有皮溝紊亂特徵的例子。以毛細孔為中心，皮溝變形而成蜘蛛網狀，而且又粗又彎。雖然在此看不出來，但仍有斜坡狀的情形出現。此外，整體的皮丘發黑，有點狀的角質片（雪片狀）存在，是其特徵。

**普通肌膚的部分**　與斑點部分相比較，這是較接近健康肌膚的部分。皮溝細，而且皮丘均隆起，是紋理細緻的肌膚。以年齡而言，是屬於年輕的肌膚。

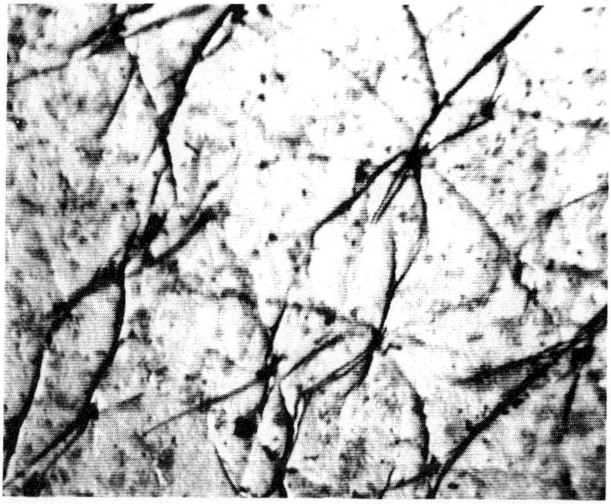

斑點

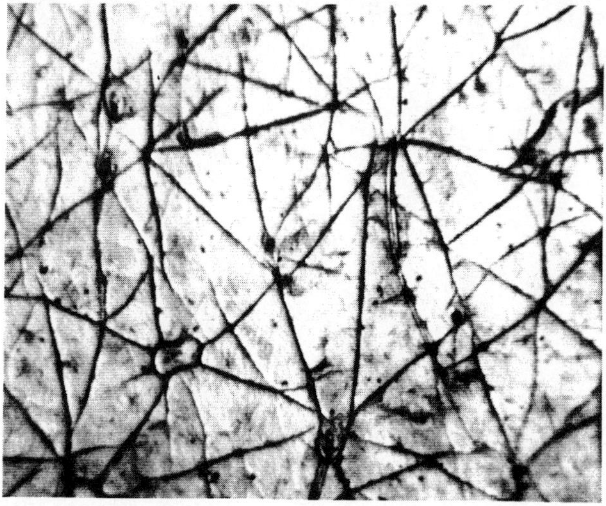

普通肌膚

## 例症④　D子（三十七歲）

## 皮溝消失

D子的斑點原因不明，在她兩頰整體呈現黃色（土黃色）的斑點。此外，鼻翼邊也出現同色的斑點。經常來洽詢有關斑點、雀斑、皮膚發黑的問題。

### ●用SUMP板觀察斑點特徵

**斑點的部分**　此例是完全無皮溝。在皮膚生理學上，是令人驚訝的案例。與正常肌膚相比時，其特徵是胎毛較短。而左下方的皮丘，可以看到小皺紋。

**普通肌膚的部分**　整體而言，皮溝較薄，線呈斷裂狀。可以看到細的垂直皺紋是水分不足的肌膚，屬於老化的肌膚。所以，出現斑點是很自然。

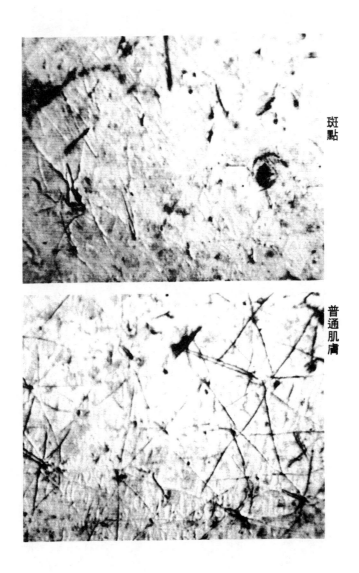

斑點

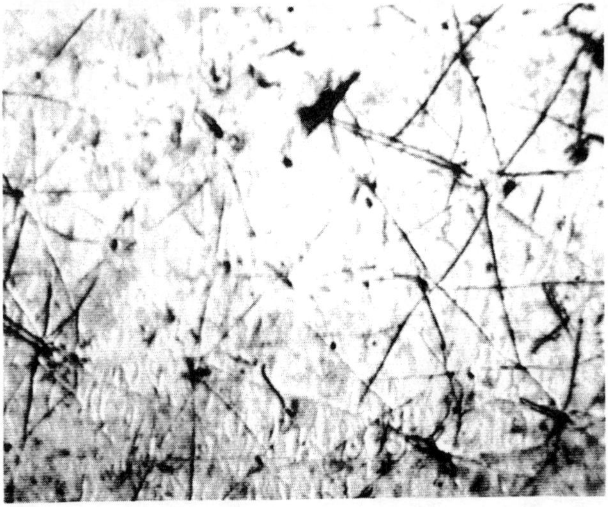

普通肌膚

**例症⑤**

**E子（四十六歲）**

## 皮溝呈曲線狀有斷裂

E子的斑點，是因懷孕時荷爾蒙失調所造成。斑點如鬍渣般，分散在嘴的上下區域，很像里耳黑皮症，呈深褐色，非常的明顯。此外，顴骨下方、額頭也出現茶色斑點，整個臉看起來有發黑的感覺。

### ●用SUMP板觀察斑點特徵

**斑點的部分**　皮溝彎曲，紋路紊亂。皮丘呈嚴重凹凸狀態如月球表面般。整體都有發黑的雪片狀物質，這是未剝落的角質片。

**普通肌膚的部分**　皮溝斷裂、消失。皮丘沒有張力，好像萎縮的紙球般，充滿皺紋是其特徵。此外，皮丘形狀不規則，屬於異常肌膚。

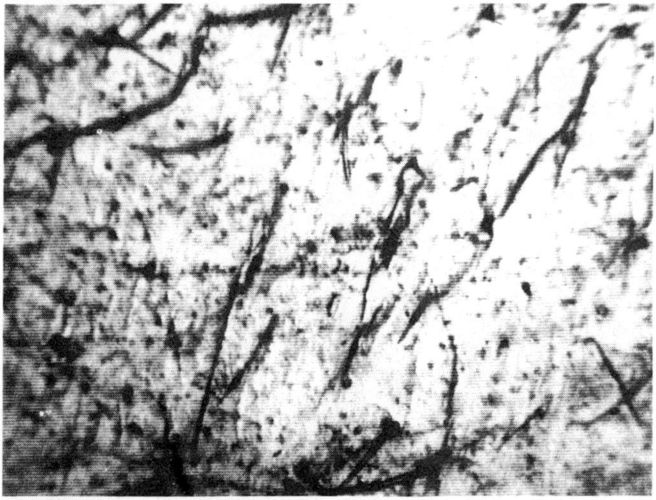

斑點

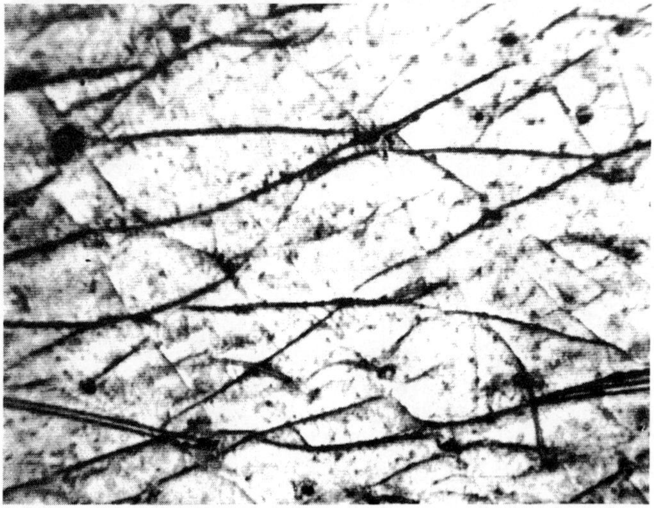

普通肌膚

例症⑥
F子（三十八歲）

## 處理後消失的皮溝出現了

F子去九十九里海水浴場後，臉部曬傷呈大紅狀態，在左臉頰長出一圓硬幣大小的茶色斑點。F子開始處理斑點經過二個月，利用SUMP板做觀察。

### ●用SUMP板觀察斑點特徵

最上方的圖片是處理前的肌膚。皮溝完全消失，這也是斑點者經常有的皮膚特徵之一。中間的圖片是處理半個月後的肌膚。可以看出皮溝漸漸出現了，而皮丘的皺紋也減少。下方的圖片是經過二個月處理的肌膚。皮溝出現，皮丘的皺紋也變得不明顯了。由此可證，只要正確的護理肌膚，斑點一定會消失。

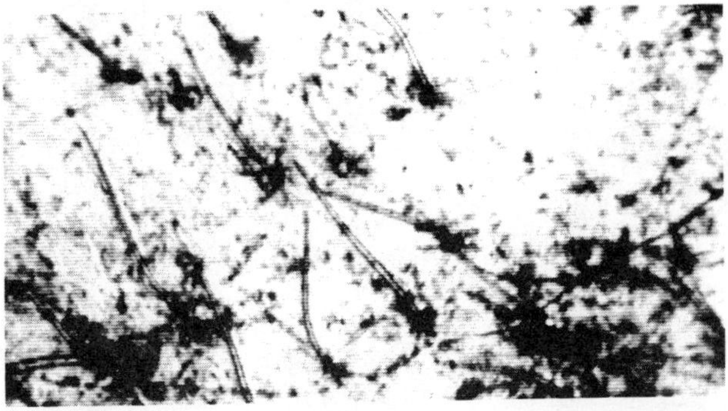
護理前

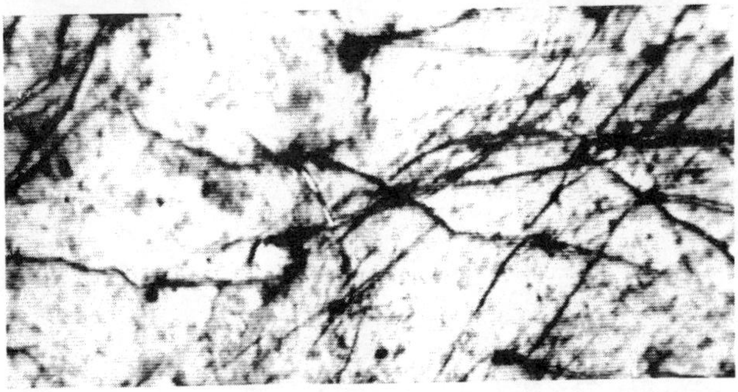
護理半個月後

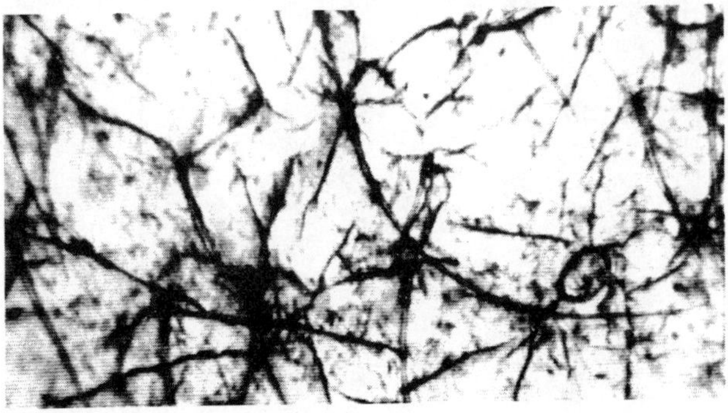
護理二個月後

# 皮膚的代謝週期是二十八日

## ●皮膚的構造

由SUMP板圖片的例子可知，斑點部分與正常肌膚的不同，會出現異常狀態。關於表面的異常，有些人可能會對皮膚下方有所疑問，在說明之前，先讓讀者對皮膚的結構有點概念。

首先，請看左頁上方的插圖。

皮膚的一部分，縱剖後在顯微鏡下觀察，由下往上皮下組織、真皮、表皮三層所組成。真皮和皮下組織中密佈著無數的血管網，進行血液循環。此外，由真皮到表皮之間，充滿著淋巴液，此處掌管營養，並密佈著知覺神經與自律神經，和皮膚的知覺、皮脂和汗液的分泌有關。表皮的部分，密佈著汗孔及毛細孔，還有皮膚滋潤上不可或缺的皮脂腺孔。

如果，我們再將表皮部分放大，再進行觀察。

## 皮膚的構造

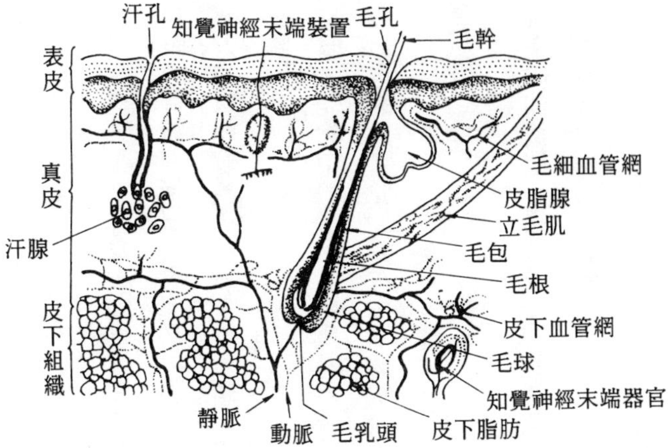
汗孔
知覺神經末端裝置
毛孔
毛幹
表皮
真皮
皮下組織
汗腺
毛細血管網
皮脂腺
立毛肌
毛包
毛根
皮下血管網
毛球
知覺神經末端器官
靜脈
動脈
毛乳頭
皮下脂肪

## 表皮的組織

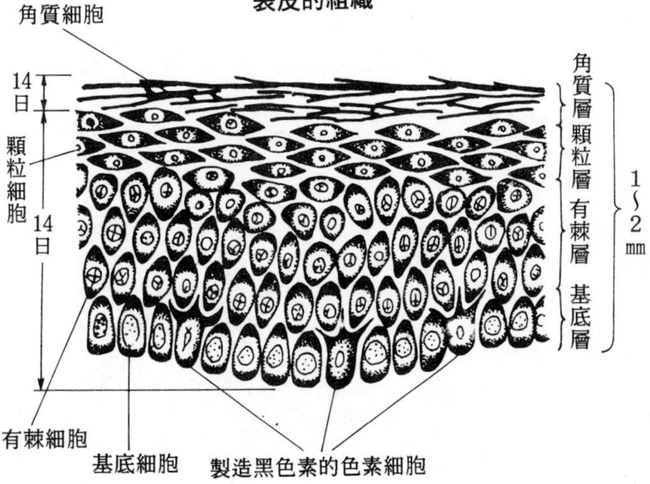
角質細胞
14日
顆粒細胞
14日
角質層
顆粒層
有棘層
基底層
1～2㎜
有棘細胞
基底細胞
製造黑色素的色素細胞

由前頁下方圖片可知，表皮構造有四層。

由表皮剖面圖可以看出，由下而上分基底層、有棘層、顆粒層和角質層。

最下方的基底層，會製造因日曬而使肌膚變黑的黑色素。

有棘層的有棘細胞掌管表皮的營養。

年輕人的層數較多（八層～十幾層）為深波狀。隨著年齡增長，層數會逐漸減少，形成緩和的波狀。

顆粒層，能夠中和酸鹼，是皮膚重要的防禦地帶。

而最上方的角質會形成污垢。在洗澡、洗臉時，逐漸的被沖洗掉。

## ●皮膚的一生

了解表皮的構造，接著要知道其新陳代謝的情形。

以下將簡單的介紹皮膚的一生。

表皮的新細胞是由基底層所製造。基底層所造出的新細胞，會不斷的向上推擠，朝向皮

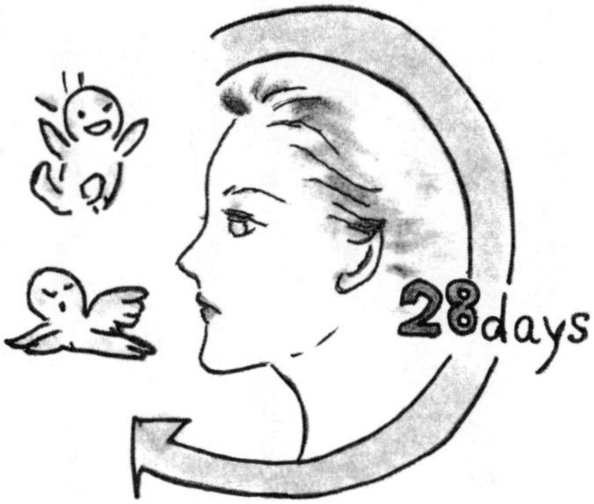


膚表面移動。陸續轉換型態，變化為有棘細胞、顆粒細胞、角質細胞。

活的細胞止於顆粒細胞。自新生到此為止，大約有十四天。

成為角質細胞後，形成污垢剝落。大約又需十四天時間。

總之，皮膚的一生共計有二十八日。

皮膚循此週期，不斷的重複更新。

## 黑色素會不斷的產生

黑色素是女性所厭惡的，因它讓人聯想老皮膚變黑和斑點。但是，黑色素具有保護皮膚防止紫外線的作用。

以下，我們對於黑色素的形成過程，做簡單的說明。

請再參考五十七頁「表皮組織」的插圖，基底細胞之間，有突起的細胞，這是製造黑色素的色素細胞（黑素細胞）。

放大後（次頁右邊的插圖），可以看到其中含有所謂的酪氨酸物質。酪氨酸是無色透明的，藉由同細胞中的酪氨酸酶而氧化，逐漸帶有顏色。這就是所謂的黑色素。而色素細胞所製造的黑色素，經細胞突起的前端送至基底細胞，最後以帽子般的形狀，存在於基底細胞之上（次頁左邊的插圖）。

黑色素隨著基底細胞漸漸往上推擠，最後成為角質由皮膚表面脫落。

漸漸被往上推擠黑色素是色素細胞所製造出來的

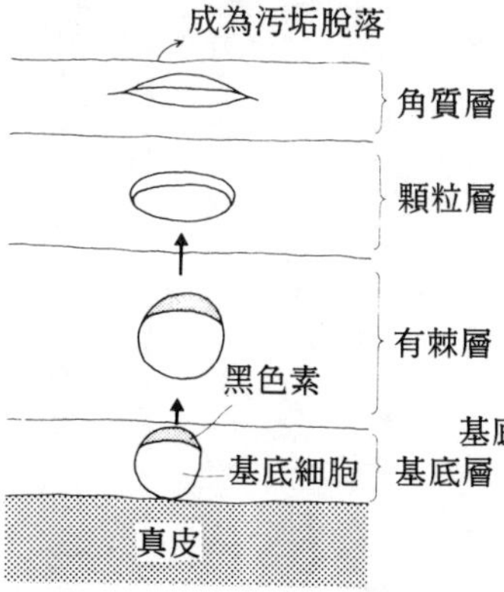
成為污垢脫落
角質層
顆粒層
有棘層
黑色素
基底細胞
基底層
真皮

黑色素附著在細胞上的狀態

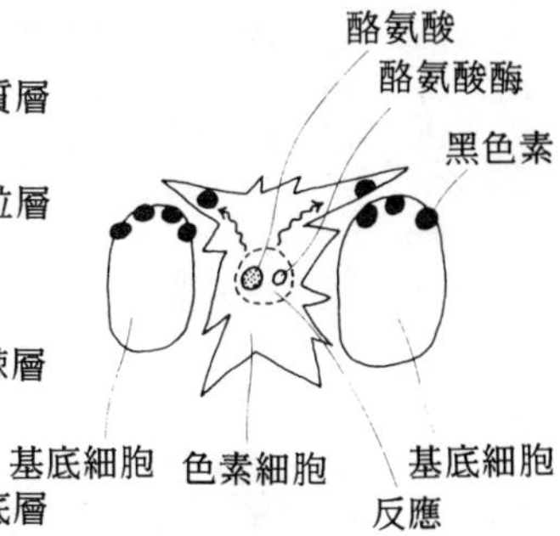
酪氨酸
酪氨酸酶
黑色素
基底細胞
色素細胞
基底細胞
反應

但是，由色素細胞所製出的黑色素是黃褐色，在顆粒層時會變成無色。

總之，到有棘層為止是有顏色。一般我們觀察皮膚時看到的是這部分的顏色。這決定了一個人的肌膚顏色。

因此，一定量的黑色素會陸續的形成，所以表皮內經常存在著一定量的黑色素。這黑色素的量決定人的膚色。

一般而言，膚色黑者，黑色素量較多。相反的，較白者其黑色素的量較少。接著，將探討斑點的產生。

# 斑點肌膚的表皮全部紊亂

斑點對皮膚內部會造成那些變化？

前面曾敍述過，皮膚經常會生成黑色素，這決定個人的膚色。此外，曬傷會引起黑色素的暫時性活化現象，而形成小麥色的肌膚。正常肌膚，大約經過一個月後，就會恢復成原來的膚色。

不過也許突然有一天，因某種原因造成色素細胞作用過度旺盛，而產生大量的黑色素。如左頁的插圖所示，假如正常時黑色素生產量為十時，異常時可能過剩生產出十～一百倍的黑色素。因為大量的黑色素，會使皮膚變黑。這也就是所謂的斑點。斑點中，有一些發展不良時，黑色素會落到真皮，而形成黑褐色的顆粒。因而引發的疾病，就是里耳黑皮症。這些發生在皮膚深部很難去除的斑點，表面看來是呈青紫色。

但是，斑點顏色各有不同，而斑點顏色與黑色素發生量的比例有關。黑色素生產量正常

連皮層深處都紊亂的斑點肌（模型圖）

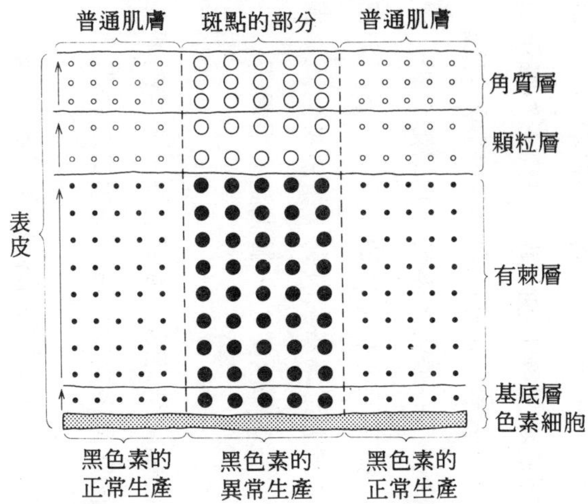
普通肌膚
斑點的部分
普通肌膚
角質層
顆粒層
表皮
有棘層
基底層
色素細胞
黑色素的
正常生產
黑色素的
異常生產
黑色素的
正常生產

時，皮膚呈現正常膚色。如果肌膚的一部分異常，而黑色素大量增加時，因其增加量的程度可能出現褐色→黑褐色→黑色的肌膚。

換言之，可以經由觀察斑點的顏色來判斷黑色素生成的異常度。

斑點，就如瀨戶內海紅潮發生的情形一樣，因這部分黑色素產生異常而引起的症狀。

造成紊亂的根源，就是前面敘述的製造黑色素的基底層。由前述的SUMP法，各位可以知道，斑點部分的肌膚，其表面的皮溝與皮丘都很紊亂。可想而知，其間的有棘層、顆粒層也受影響。亦即斑點部分會造成表皮（由基底層到角質層）全部出現異常。

## 素肌美人是在夜晚製造的

經常可以聽到「美人是在夜晚製造出來」、「熬夜是美麗肌膚的大敵」等等。大家都知道，為了肌膚，睡眠非常重要。睡眠不足時，第二天早上照鏡子，就能一目了然。

肌膚的生理規律，一般在半夜十二點到第二天五點左右，這之間皮膚的新陳代謝作用最旺盛。所以這段時間必須要休息。

當這段時間，血液及皮膚中的水分最多，因此皮膚才能淨化老廢物，使消耗的組織再度更新。總之，疲乏的皮膚因睡眠而得以復原。所以為了肌膚，切記要早睡早起。

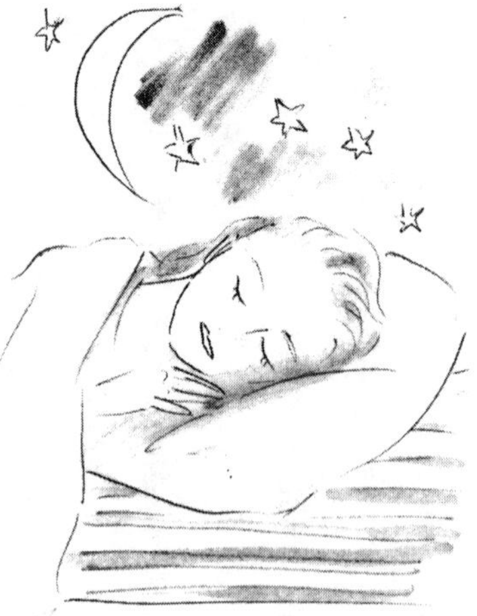

# 第三章

# 斑點的形成

斑點的原因
其一
# 紫外線是斑點的大敵

## ●居住在紫外線較少的北國美人沒有斑點

造成斑點的原因很多，其中影響最大的就是陽光中的紫外線作用。

每年都有很多人，盛夏到海邊將皮膚曬成小麥色，到秋天皮膚轉白後，卻發現出現斑點，而慌張的到醫院求診。

為何曝露在紫外線下，肌膚會變黑，而產生斑點呢？

以下就加以簡單的說明。

首先是因為紫外線刺激皮膚基底層的色素形成細胞＝刺激黑素細胞。而黑素細胞的酪氨酸酶開始作用。這種酵素平時不發揮作用，但因受紫外線的刺激，而被活性化。活性化的酪氨酸酶會對無色透明的酪氨酸發揮作用。

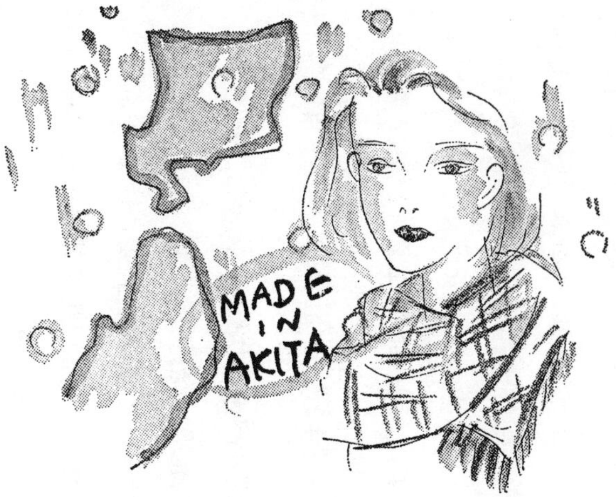


無色透明的酪氨酸會漸漸變黑，形成黑色素。因此，由於紫外線的刺激，促進黑色素大量製造，而使皮膚變黑。

所以，防止產生斑點的第一要件，就是避免接觸紫外線。

秋田美人，這是被公認為無斑點的美白女性中，最具代表的了。

她們長在北國秋田，一年日照時間短，較少受到紫外線的威脅，因此才能有秋田美人的形成。

## ●春天的陽光也要小心

一說到紫外線，一般人所聯想到的是陽光

燦爛的盛夏。但是一年之中，紫外線最多的是，夏至的六月。

事實上，自三月起紫外線量就不斷的增加，讓人驚訝的是，數據顯示四～五月份與七～八月份含有同樣多的紫外線。所以，從春天到初夏時的陽光，也必須要注意。

冬天，大家躲在家而遠離陽光，因此，肌膚對紫外線會較敏感。

所以，不要認為春天就能安心的曬太陽。

不要因為自己的疏忽，在郊遊回來後，卻發現肌膚長出斑點，而後悔不已。

## ●紫外線加速肌膚老化斑點不易去除

紫外線有兩種，對肌膚有不同的作用。

波長短的紫外線ＵＶＢ，在短時間內會引起刺痛的曬傷，對表皮細胞具有殺傷力。在表皮細胞未恢復正常循環之前，被殺死的細胞仍殘留在肌膚表面。造成肌膚發紅脫皮的盛夏時的曬傷，是ＵＶＢ所造成。

波長較長的紫外線ＵＶＡ，看起來好像不會引起曬傷。事實上它會穿透表皮，到達真皮

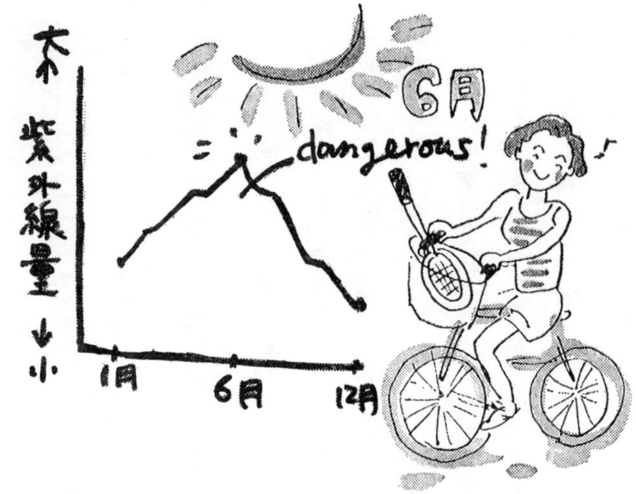


根據資生堂研究所調查

並破壞真皮組織，導致無法復原的肌膚老化問題。最近，大家都認為比起會造成迅速曬傷的UVB而言，會慢慢侵蝕肌膚的UVA的傷害反而更大。

此外，UVA還能穿透玻璃，所以透窗而入的陽光也要特別注意。

由此可知，紫外線不單會刺激黑色素增加，同時也會使細胞的生命週期紊亂，更會破壞真皮組織而加速肌膚老化。

原本曬傷在經過一段時間便能復原，但卻因肌膚老化，使恢復能力減弱而形成斑點。所以，紫外線是去除斑點的大敵。

斑點的原因

其二

# 荷爾蒙失調會形成斑點

## ●睡眠不足導致荷爾蒙失調

紫外線是外界影響斑點的第一要因。而體內會引起斑點的要因，就是荷爾蒙失調。

荷爾蒙是使身體機能順暢，維持健康的潤滑液。大家所熟悉的男性和女性的性荷爾蒙、與成長發育有關的荷爾蒙、預防壓力的荷爾蒙、控制食慾的荷爾蒙等，大約有幾十種的荷爾蒙，在人體內發揮作用。

這些荷爾蒙會對身體內某些器官產生作用並調節其運作。而最重要的是，荷爾蒙能否順暢的分泌，當出現荷爾蒙缺乏或過多的情形時，身體狀況會崩潰。導致荷爾蒙失調的原兇之一，就是睡眠不足。

例如，晚上熬夜，第二天早上，臉色會黑黑的，想必大家都有過這種經驗。

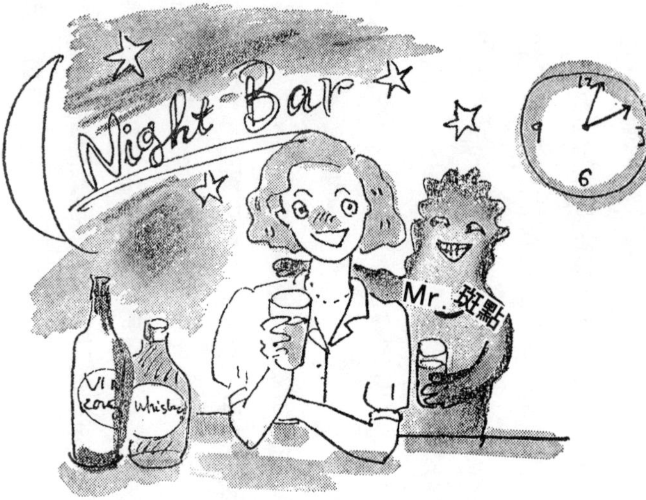


這是因為睡眠不足引起荷爾蒙失調，而使刺激黑素細胞（製造黑色素的細胞）的荷爾蒙分泌過多，所造成的結果。

如果只是臉看起來發黑還不要緊，但是黑色素逐漸沈著，形成茶色斑點……這樣可就糟了。

身體是很老實的，即使你認為「就算睡眠有點不夠也不要緊」，可是不規律的生活，一定會導致荷爾蒙失調，而形成斑點。

## ●副腎皮質機能較弱容易疲倦者會形成斑點

副腎位於左右腎臟上方，重約七～九公克

的小臟器。

中央的副腎髓質與周圍的副腎皮質，會分泌各種重要的荷爾蒙。尤其是副腎皮質分泌的荷爾蒙，是維持生命機能所不可或缺的重要物質。如果兩側的副腎皮質被去除了，這人只剩下幾天的生命。

所以，副腎皮質功能減弱，副腎皮質荷爾蒙分泌不足的人，容易疲倦且缺乏元氣。這人的腦便會下達「多分泌些副腎皮質荷爾蒙」的命令，這時腦下垂體會接到命令，而分泌出副腎皮質刺激荷爾蒙。

然而，在副腎皮質刺激荷爾蒙分泌時，就會同時分泌出刺激黑色素的荷爾蒙。

總之，副腎皮質機能較弱的人，體內經常會出現「製造黑色素」的指令。因此，稍微的日曬都會形成斑點。

由此可知，荷爾蒙的平衡是很微妙，而且也很重要。

嚴重的副腎皮質機能低弱時，會產生阿狄生病及血壓下降、肌膚（尤其是粘膜）變黑、體力衰退等症狀。

## 分布在體內的內分泌腺與荷爾蒙等

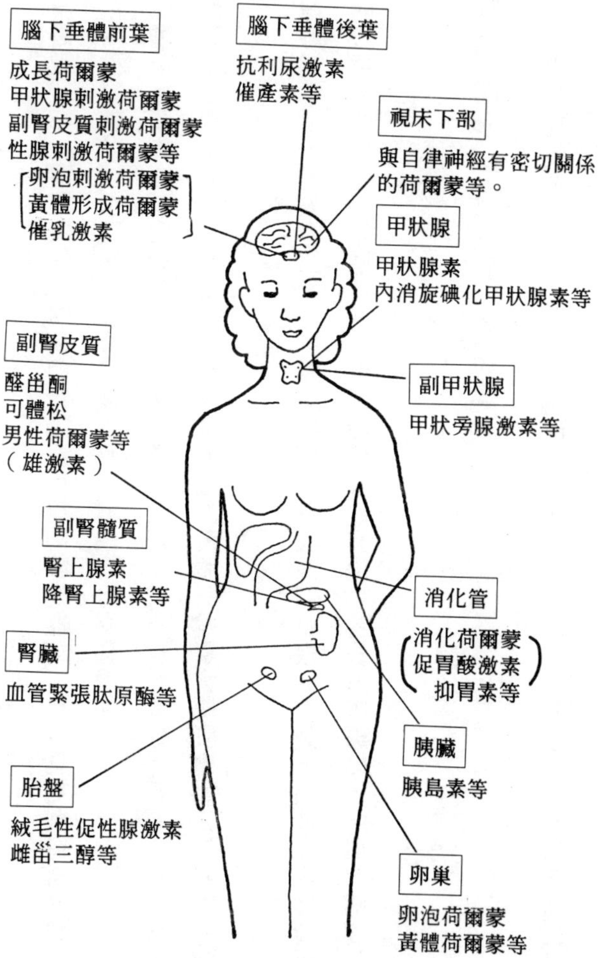
腦下垂體前葉
成長荷爾蒙
甲狀腺刺激荷爾蒙
副腎皮質刺激荷爾蒙
性腺刺激荷爾蒙等
卵泡刺激荷爾蒙
黃體形成荷爾蒙
催乳激素
腦下垂體後葉
抗利尿激素
催產素等
視床下部
與自律神經有密切關係的荷爾蒙等。
甲狀腺
甲狀腺素
內消旋碘化甲狀腺素等
副腎皮質
醛甾酮
可體松
男性荷爾蒙等
（雄激素）
副甲狀腺
甲狀旁腺激素等
副腎髓質
腎上腺素
降腎上腺素等
消化管
消化荷爾蒙
促胃酸激素
抑胃素等
腎臟
血管緊張肽原酶等
胰臟
胰島素等
胎盤
絨毛性促性腺激素
雌甾三醇等
卵巢
卵泡荷爾蒙
黃體荷爾蒙等

## ●卵巢機能失調形成斑點

卵巢是製造卵泡荷爾蒙和黃體荷爾蒙等女性荷爾蒙的器官。自生理期前到排卵日之前為止，卵泡荷爾蒙的分泌很旺盛，而排卵後黃體荷爾蒙的分泌量增加。

這兩種荷爾蒙能在一定週期內，保持平衡的分泌，就不會有問題。但是，如果卵巢機能不良，而製造出過多的黃體荷爾蒙時就糟了。因為黃體荷爾蒙會使肌膚對日光產生過敏反應。

生理週期不穩定的人容易產生斑點。這可能是因為卵巢機能失調，而造成黃體荷爾蒙分泌過多的緣故。此外，更年期以後，由於卵巢機能衰退，容易形成斑點。所以，需要注意防曬對策。

## ●長期服用避孕藥易產生斑點

據說懷孕的初期容易出現斑點，因為這時黃體荷爾蒙的分泌旺盛。而且腦下垂體及胎盤

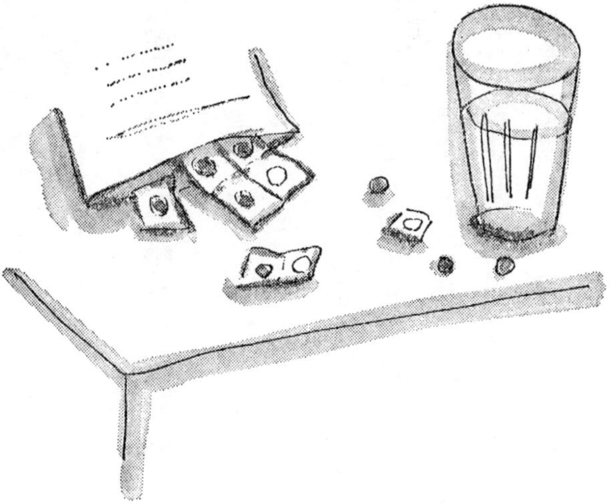

分泌出比平常更多刺激黑色素的荷爾蒙。

因此，具備形成斑點的條件。但是，懷孕時所形成的斑點，在生產後隨著荷爾蒙的平衡，自然會消失，不用擔心。

特別要注意的是，服用避孕藥引起的斑點。利用避孕藥，使體內的荷爾蒙平衡保持著懷孕狀態。所以，服避孕藥者就如同孕婦般，容易長斑點。據說使用者長斑點的比率達25%。

此外，長期服用者中止服藥後，斑點大都不會消失。

這與懷孕的斑點在生產後就會消失的情形完全相反的例子。如果採用人工方式來調整身體的自然平衡時，就要有所覺悟。

斑點的原因 其三

# 壓力不只會造成白髮也是斑點形成的原因

## ●斑點的色素細胞受到神經的影響

壓力會使人長出白髮，這是大家都知道的事實，但是也許有很多人不知道，壓力也是斑點形成的原因。

例如，車禍過後會出現斑點，這是因為車禍的打擊，會形成一種壓力。此外，煩惱孩子的聯考問題也會產生斑點。為何壓力會造成斑點的產生呢？

因為製造黑色素的黑素細胞，是神經性細胞，容易受到精神上的影響。當精神壓力出現時，身體會採取各種的應對措施。這時，黑素細胞也會產生反應，旺盛的製造黑色素。因為壓力而形成較多的黑色素，當然會成為斑點和皮膚變黑的原因。

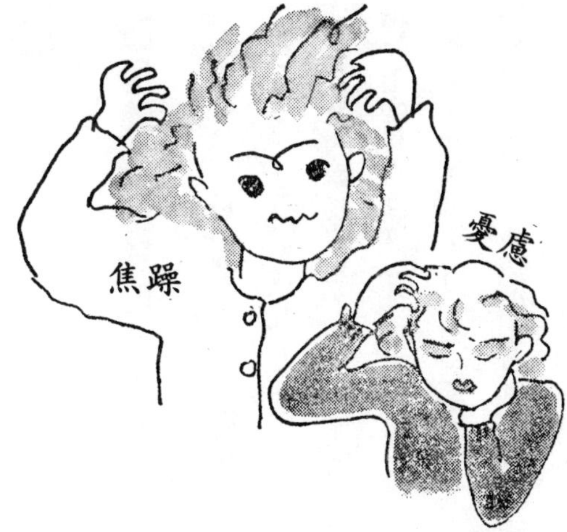


## ●焦躁的人容易產生斑點

遭遇車禍這樣大的打擊的人，會突然產生斑點。如果持續生活在小壓力的人，也會漸漸的出現斑點。

一般來說，性格上屬於認真、嚴肅，在意小事的憂鬱型的人，以及碰到不能隨心所欲的事情，就會不高興的焦躁型者，都會造成壓力的積存。

這些人雖然想盡辦法來防禦紫外線，但卻在體內大量製造出黑色素，所以是毫無效果。我們常說「病由心生」，所以，我們也可以說「斑點是由性格所造成」。

斑點的原因 其四

# 服用的藥物和食品是斑點的導火線

## ●服用鎮靜劑會形成斑點

如前所述，黃體荷爾蒙會使肌膚對陽光產生過敏，具有同樣作用的物質，還有很多。有一位二十五歲左右的女性上班族，來詢問有關斑點的問題。知道她並無婦科疾病，那麼是何種原因造成的呢?最後在談話中發現，原因出在最近她所服用的鎮靜劑。事實上，某種鎮靜劑含有的物質，具有使肌膚會對日光產生過敏的作用。

這位女性為了想用鎮靜劑來消除工作壓力，雖然壓力容易引起斑點，但她卻服用含有使肌膚過敏的藥物。所以週末日光浴室中的陽光，就使她產生明顯的斑點。

除了鎮靜劑之外，抗生素、磺胺劑、糖尿病藥、高血壓的降壓利尿劑、抗組織胺劑等，都含有使肌膚對陽光過敏的物質。

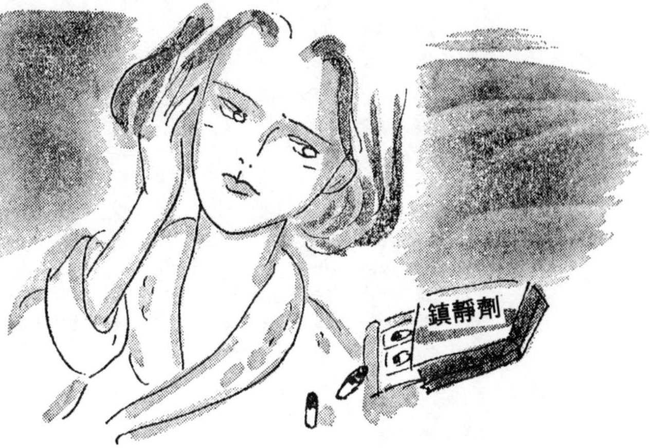


服用這些藥物時，即使只是為曬衣服而曬點太陽，也會因此而產生斑點。所以，隨時要做好紫外線的防護工作。此外，因人而異，有的人會馬上出現斑點，但有的人經過幾個月後才會出現。所以，不可以認為「我對藥物有強的抵抗力」而感到安心。

## ●有的食品也會使肌膚對陽光過敏

大家也許很難想像，在我們常吃的食品中，含有使肌膚對陽光過敏的物質。

這種物質就是茄鹼。大量攝取含有多量茄鹼的食物時，只要稍微曬到太陽，就會形成斑點。事實上，茄鹼是皮膚科醫生用來治療白癬病的藥物。治療時，將茄鹼塗在肌膚部分變白的白癬患者的身上，這可使患處恢復為正常膚色。

含有多量茄鹼的食品有檸檬等的柑橘類水果、無花菓、荷蘭芹、西洋芹等。很多人都會認為吃含有豐富維他命C的檸檬、荷蘭芹，可以預防斑點的產生。但是去海水浴之前，如果吃許多這類食品，就會製造斑點。

如果經常保持適量攝取，就不會產生問題。

健康食品中的綠球藻，如果放久了會有變質的危險。食用後，會產生Fruforbide的物質，使肌膚對陽光過敏，而容易出現斑點。幾年前，曾經發生服用綠球藻而引發皮膚炎的事件，這都是因為其原料的綠球藻不新鮮的緣故。

綠褐色的醃漬菜中，也含有容易使肌膚對陽光產生過敏的物質。適量的攝取，當然不用擔心產生斑點的問題，但是如果大量攝取後再去滑雪，後果可是不堪設想了。

**形成對陽光過敏狀態的藥品、食品**

| | |
|---|---|
| 藥品 | 一部分的抗生素、盤尼西林、四環素等<br>磺胺劑（細菌性疾病的預防、治療藥）<br>硫尿素類糖尿病藥劑<br>硫代二苯胺誘導體的鎮靜劑<br>硫代二苯胺的抗組織胺劑<br>噻嗪類降壓利尿劑<br>氯苯雙磺胺類降壓利尿劑等等<br>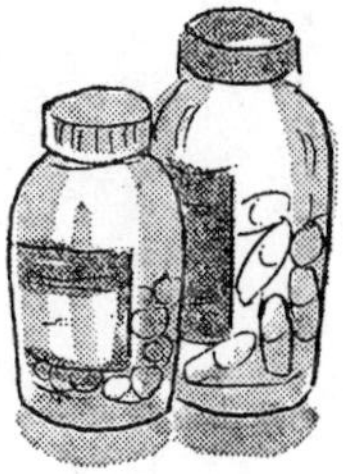 |
| 食品 | **含有茄碱的食品**<br>檸檬等的柑橘類、荷蘭芹、<br>西洋芹、無花果等<br>**含有Fruforbide的食品**<br>不新鮮的綠球藻<br>野澤菜等綠褐色的<br>菜葉醃漬物等<br>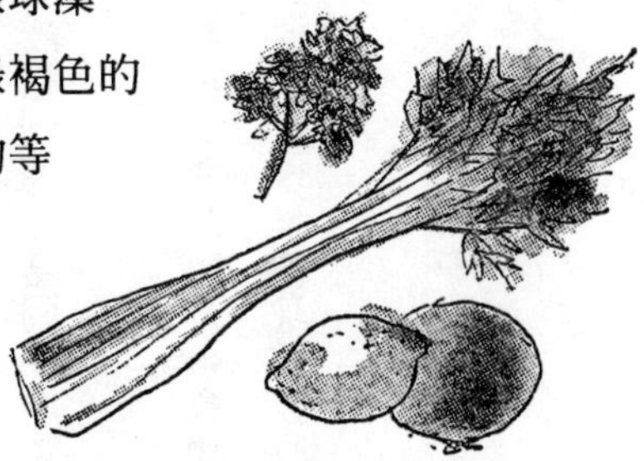 |

斑點的原因

其五

## 持續便秘斑點會增加

### ●腸內的腐敗物質是斑點的根源

很多女性常抱怨「因便秘而造成皮膚乾燥、不易上粧」。腸和肌膚相關連，當腸子的功能不良，引起便秘時，就會出現肌膚問題，斑點就是其中之一。

不可忽視便秘，便秘表示腸內已經呈現嚴重狀態。就好像將食物放在高熱的地方，食物會逐漸的腐壞。而積存在腸內的殘渣也會腐爛。像這樣製造出來的腐敗物質一旦被身體吸收後，肝臟、腎臟會因而受損。

這也是老化的原因之一。對肌膚而言，這是造成斑點、皮膚發黑、肌膚乾燥等的原因。

### ●容易造成腐敗物質的食物

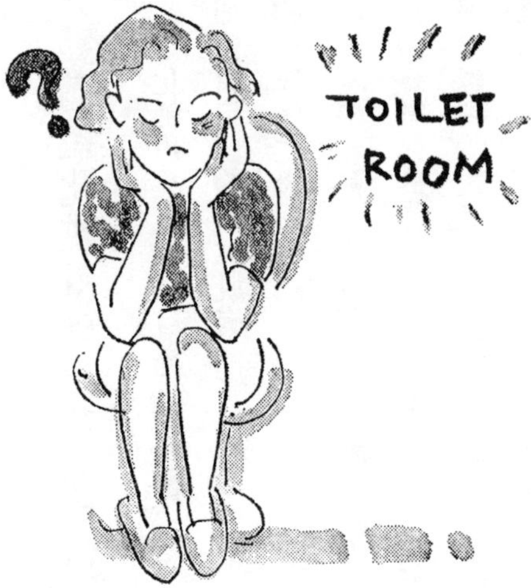


腸內的腐敗菌會製造腐敗物質。腸內大約有一百兆個腸內細菌，排便順暢者的腸內，如雙叉乳桿菌等的益菌較多。相反的，便秘者的腸內雙叉乳桿菌腐敗菌較多。

然而有些食物容易成為腐敗菌的食餌。例如肉和魚等的蛋白質，以及像砂糖般容易消化的醣類等。

因此，不喜歡吃蔬菜，而且偏食魚、肉、蛋糕或零食的人，是自己造成便秘、促使腐敗菌增殖。就好像自己散佈腐敗物質，而製造出斑點。慢性便秘的女性，根據報告顯示容易罹患乳癌。所以，斑點是身體的警告信號。

斑點的原因

其六

# 錯誤的化粧法會使斑點增加

## ●只靠基礎化粧就外出會形成斑點

最近化粧用品重視「自然肌膚感覺」、「重視自然肌膚……」，強調自然肌膚之美。不過，即使對自己的自然肌膚充滿自信，只是用了化粧水、乳液等的基礎化粧就外出，會讓妳美麗的肌膚產生斑點。

因為基礎化粧品不能防止斑點的大敵——紫外線。而乳液和冷霜中所含的油分，頂多只能發揮防止曬傷的作用罷了。所以，平常絕對不能只靠基礎化粧就外出。

經常聽到「粉底會成為肌膚的負擔，所以不化粧」，但是這些人臉頰周圍會出現淡的斑點，雖然很想體貼肌膚，但事實上暴露在紫外線下，就會製造出斑點……。為了避免錯誤的化粧而傷害肌膚，因此要有正確的化粧知識。

## ●卸粧不完全容易形成斑點

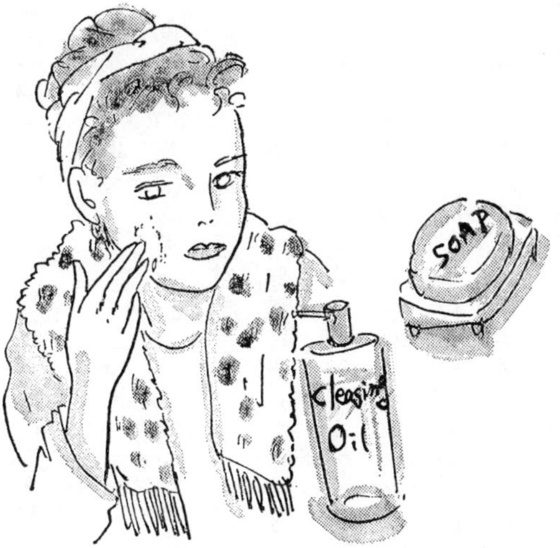


聽到「皮膚較脆弱所以會長斑點」，讓我覺得很驚訝。因為這個人化粧後，卻不洗臉。每天晚上只用卸粧水擦拭而已，她說是「肌膚脆弱的緣故」所以就不洗臉。

像這樣當然會形成斑點。並非肌膚脆弱，而是因為卸粧不完全。因為污垢積存，而增加肌膚的負擔所致。

化粧品的污垢是油性，因此要用油性的清潔霜、清潔油才能去除。水性的卸粧水，當然是毫無用處。

要徹底去除污垢，就必須使用肥皂等洗臉

用品洗臉。而且要沖洗乾淨。這樣才能算是去除污垢＝洗臉。

## ●使用粗劣的化粧品會形成斑點

第二次世界大戰後，如日本、德國、法國、英國、義大利等參戰國的女性，在她們的臉上都佈滿了許多紫褐色的斑點。原因是戰時營養缺乏，再加上使用粗劣油脂所製成的化粧品或面霜，終於導致肌膚問題。

這與普通的斑點有所區別，而被稱為里耳黑皮症。

現在，已經沒有人會使用粗劣的原料來製造化粧品了。但是，在家庭內如果不能適當處理、保管化粧品時，經常會出現化粧品變質的問題，而令人憂心。

使用化粧品時，禁止將已倒出的化粧水，再裝回容器內。

此外，以不乾淨的手去挖取清潔霜的動作也是被禁止的。因為像這樣會造成異物進入，使化粧品變質，而成為斑點的根源。

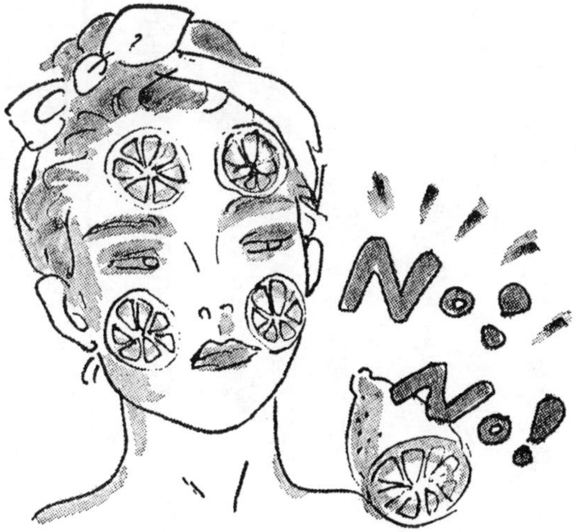


## ●檸檬敷面會形成斑點

我們經常會看到，有些人將切成薄片的檸檬，用來敷面。認為檸檬含有豐富的維他命C，所以具有美白肌膚的作用。事實上，它卻是引起皮膚發黑和斑點的根源。

如前述，因為檸檬含有茄碱。茄碱會使肌膚對陽光過敏。所以，檸檬被當做食物攝食時會有問題，當然被拿來敷面時也會有相同的影響。經常看到有些人，會順手將擱置在檸檬茶旁邊的檸檬，拿來塗抹雙手，這是危險的舉動。這麼一來，可能在年輕時，手上就會出現老人般的斑點。

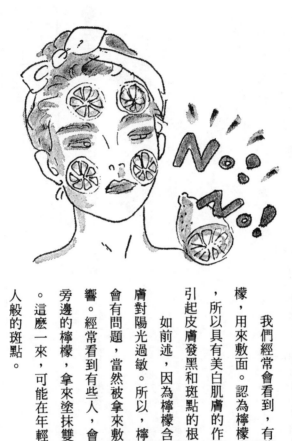

## 由斑點的色、形和部位來探討其形成的原因

### ●左右對稱的茶色斑點是「肝斑」……原因很多

這種很平常的斑點，皮膚科醫生稱為肝斑。

肝斑是由淡茶色到暗褐色的色素斑，大小形狀不一，一般而言約有指甲般大小。較多出現在眼睛周圍、兩頰、額頭及嘴的周邊。此外，多呈現左右對稱是其特徵。並無發癢的自覺症狀。

形成肝斑的主要原因，第一是紫外線，第二就是性荷爾蒙失調。中年以上的女性，大都是荷爾蒙失調的緣故。

但是，最近二十、三十歲層的女性，也出現肝斑。年輕人的肝斑，可能是經常提到的斑點原因的重複出現而形成的。經常吃速食品而引發便秘，晚上熬夜而睡眠不足……，這些年輕人喜歡的生活方式，會使斑點增加。

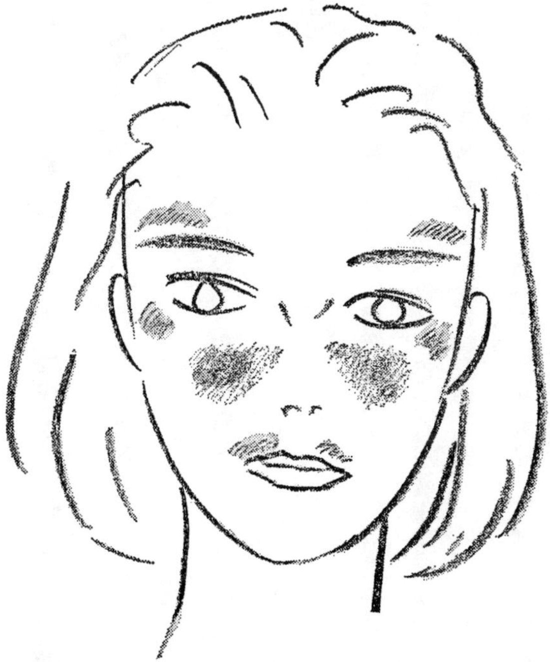

肝斑大多左右對稱展開。
顏色通常為茶色。

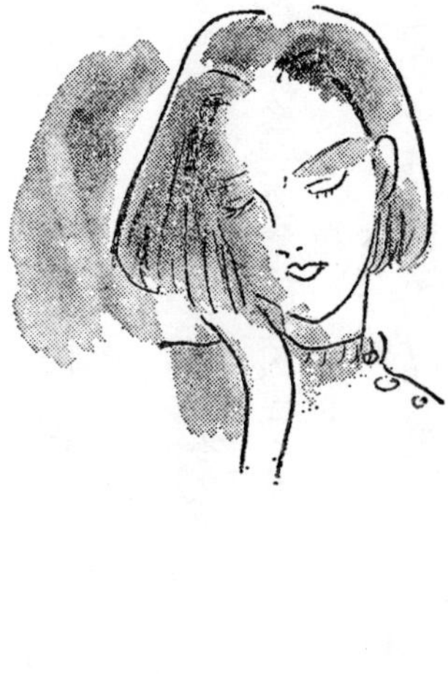

## ●有青色大斑點的里耳黑皮症……原因是粗劣化粧品

與肝斑不同，帶有紫褐色的斑點，分布於臉上及耳朵前後，甚至蔓延到頸部，這就是前述的里耳黑皮症狀。

肝斑是黑色素沈著於表皮膚，但是里耳黑皮症的黑色素，是深沈於真皮層的上部。因此，深處的黑色素，看起來像是具有獨特青色的紫灰色或紫褐色。而近看時，會發現顏色是呈網眼狀附著。

里耳黑皮症初期有輕微的皮膚發炎症狀，臉部出現發紅、發癢情形，有時會發疹。不久之後會稍微好轉，但是之後又惡化，像這樣反覆出現症狀。因此，臉會逐漸變成紅黑色，最後形成大的紫褐色色素沈著情形。

原因是使用粗劣材料所製成的不良化粧品，尤其像冷霜與焦油系色素是斑點的導火線。但是，里耳黑皮症被認為，與副腎皮質荷爾蒙和卵巢荷爾蒙失調，以及自律神經的障礙等有密切的關連。

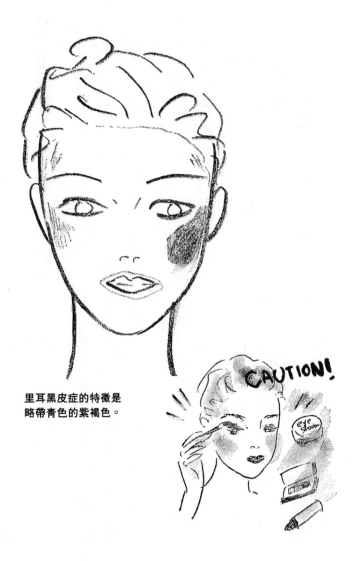

里耳黑皮症的特徵是
略帶青色的紫褐色。

## ●東方醫學認為斑點是內臟疾病所造成的

東方醫學認為斑點是身體內部孱弱，而透過經絡出現在表面的症狀。所謂經絡，就是提供各內臟重要能量的循環體系。「經」是體內縱的流通，「絡」是橫的流通。當能量能順暢的在經絡中流動時，身體就健康。一般利用指壓或針灸的治療，也都是沿著經絡進行。因此，根據斑點出現的部位，可以推測身體何處失調。

關於此點也有幾種不同的想法，以下介紹兩種代表性想法：

### (1)只靠斑點位置的推察法

①有婦科疾病。
②性荷爾蒙、副腎皮質荷爾蒙等的分泌失調。
③大腸功能不良。
④甲狀腺機能衰弱。有眼、耳、鼻、喉的疾病。
⑤子宮有問題（以曾有人工墮胎經驗者較多）。

## 東方醫學認為斑點的原因

⑴由斑點的「位置」找出內臟不良處……

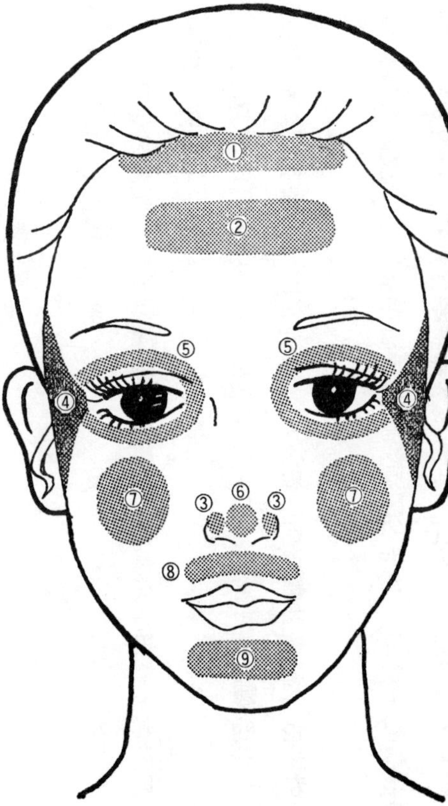

⑥便秘。有宿便。

⑦肝臟有問題。

⑧卵巢有病。

⑨婦科病。手腳冰冷症（白帶分泌多者較多）。

為何會在這些特定部位形成斑點呢？西方醫學尚無法解明。但是東方醫學，基於以後的經驗，而擁有這些知識流傳於後世。

為何斑點會在臉的左右對稱形成呢……，對於這個難題，只要藉著東方醫學的經絡想法，就能找出答案了。因為經絡在體內是左右對稱循環的，所以透過經絡的斑點，也呈左右對稱情形。

不只是位置而已，此外還有以顏色，做為找尋斑點形成原因的方法。例如，經絡中鼻翼與大腸相關連，所以當鼻翼色澤不良，呈現如發黑般的斑點時，就表示大腸疲累、孱弱。

**(2)以斑點的位置和顏色的推察法**

①肝臟、膽囊功能不良時，①處會呈藍黑色，並失去光澤。

## 東方醫學認為斑點的原因

⑵由斑點的「位置」與「色」找出不良處……

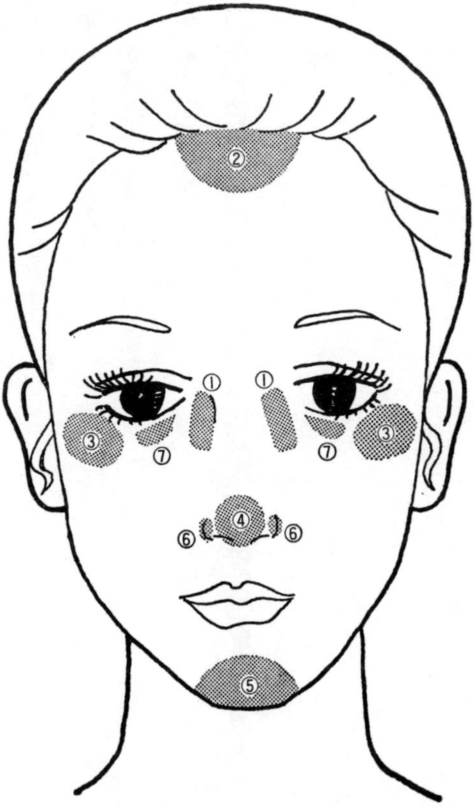

②高血壓、腦中風者，②處會發紅。
③小腸、大腸孱弱時，③處會發黑。
④胰臟機能不良時，④處會失去光澤。
⑤腎臟機能不良時，⑤處呈淡黑色。
⑥胃機能衰弱時，⑥處色澤不良。
⑦子宮、卵巢異常時，⑦處會發黑。

東方醫學認為，只要能治好根本的原因，就能恢復健康，而斑點也會自然消失。

# 第四章

# 去除頑固的斑點

# 去除斑點原則上要由心、身、肌膚三方面進行

## ●利用現代醫學治療無法消除的斑點

現代醫學的斑點治療法中，最具代表的是服用維他命C。此外，也有使用谷胱甘肽、胎盤素等方法。最近科技很發達，也有採用雷射光分解斑點的方法。

現代醫學認為，由於黑色素異常而形成斑點。因此，提高分解黑色素的作用，如採用前述的藥物為治療上的主流。

使用這些方法，的確能使斑點得到某種程度的改善。但是，如果仔細觀察，會發現斑點只是變淡，卻未完全消除。或者是短時間消失了，但不久又再度出現，這種案例很多。甚至，有時會出現對前述的治療法，毫無反應的例子。

為何斑點無法徹底消除呢？以及為何斑點會再度出現呢？關於這些問題，我們需要以漢

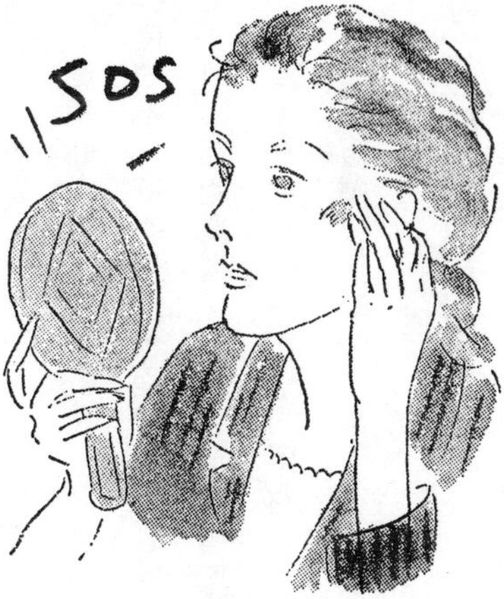


方醫學來解釋。

## ●肌膚是反映內臟的鏡子

兩千年前，以藥草為主的漢方醫學就很發達。當時並沒月現代的聽診器、X光片、血液檢查等設施，但卻能藉著觀察皮膚，來診斷病人的狀況。

反過來說，在皮膚表面就能觀察出內臟和心理的狀態。這也是以前看相的人，從事占卜的材料。

肌膚表面的斑點，如果以漢方醫學的觀點來看，是被視為一種「不健康」的診斷材料。

換言之，斑點是發自心理或內臟的「危險

信號」。

## ●斑點的出現是不健康的證據

斑點並非突然出現在臉上。它是持續過著不健康的生活所出現的一種信號。人誕生時，除了特殊的例子以外，幾乎所有的人都是健康的。但是因為過於勉強，或者是因持續不正常的生活，而使身體變成不健康。斑點就是不健康的一種象徵。當身體為拼命傳達「內臟機能衰退了」、「壓力增加了」的信號，而產生斑點。

所以，不要認為「討厭的東西」，而憎惡斑點。

必須恢復健康正常的生活，並改善缺點。

## ●恢復健康後斑點消失

前言似乎太長了，那麼要如何才能去除斑點呢？如前面所敍述，斑點是一種「不健康」的象徵。只要健康就不會出現斑點。因此，恢復健康後，斑點自然會消失。

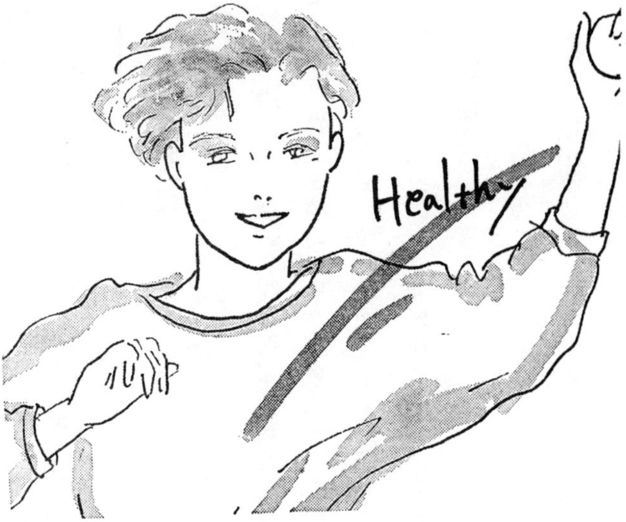


東方醫學認為，當人不健康時，本身具有恢復健康的作用力（自然治癒力）。

因此，照這自然法則就能恢復健康。

基於這自古流傳下來的東方自然哲學，而發展出新的斑點治療法，就是以下要介紹的三步驟法。

這是由身體內、外兩側進行治療的兩面作戰法，要從身、心、肌膚三方向進行改善。

# 藉由三步驟法去除頑固的斑點

第三章敍述過，斑點不單只是皮膚表面的問題。頑固的斑點，大多是因為身、心、肌膚錯綜複雜的問題所致。斑點出現時，大家都是先由肌膚的護理著手，不過頑固的斑點不會因此而消失。「這麼勤於護理肌膚，斑點並未變淡」，因而開始改換其他美容法，但是，結果卻大同小異。逐漸的「也許沒辦法了」而放棄了。

如果光靠這些護理法而要求去除斑點，我認為是不可能的。因為形成斑點的原因很多，必須一一加以去除，才能解決問題。斑點不只是皮膚表面的問題，它與身、心也有密切關係。因此當然需要改善生活。

若由東方醫學觀點，以長遠的眼光觀察人的身和心，會發現一個重要法則，就是心即體。如果不停止不良的行為時，就無法出現效果。總之，如果，惡習無法終止，那麼任何的健康法都無法使你得到健康。

如果，一個熬夜型而有便秘的人，會因此而產生斑點。這時，即時護理肌膚，也無法完全消除斑點。這時必須停止引發斑點的原因——熬夜，同時還須消除便秘。否則，再怎麼拼命的護理肌膚，也無法產生效果。

為了杜絕這些惡性循環，先決條件就是要停止身心的「惡習」。驅除身心中的「惡習」，然後再做「善行」，這才是確實的治療法。

看起來像是遠路，事實上這卻是最短的捷徑。以下將介紹簡單明瞭的實踐方法，就是三步驟法。

## ●確實消除斑點的步驟法

這三步驟法是，步驟一「停止惡習」、步驟二「驅除壞東西」、步驟三「做好事」，要依順序進行。

斑點，是因為惡習而產生的症狀。就是身體傳達「身心都不健康哦」的信號，經由斑點顯現出來。所以，不要厭惡斑點，而要坦率接受它，並開始杜絕惡性循環。

**〈步驟一　停止惡習〉**

①避免肌膚直接曝露於太陽光下。

②停止使用面霜、乳液。

③避免壓力積存。

④避免過度疲勞和睡眠不足。

**〈步驟二　驅除壞東西〉**

①去除阻塞毛細孔的污垢。

②消除便秘、排出宿便。

③利用腰浴法排出體毒。

**〈步驟三　做好事〉**

①攝食有益肌膚的食品。

②利用溫冷洗臉法使皮膚恢復青春。

③利用手發出的力量來活化肌膚功能。

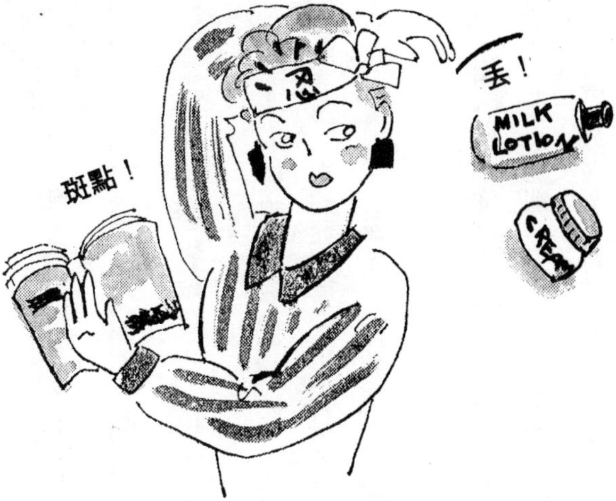


④提供肌膚營養素。

無論是曬傷形成的單純性斑點，還是原因複雜的頑固斑點。治療時，都需要花工夫和時間。

如果覺得很麻煩，那麼可能就無法完全治好斑點了。

要去除斑點，絕對不能掉以輕心。不能焦躁，只要有耐心的持續實行三步驟法，一定能去除斑點。

絕對不要半途而廢。這樣才能恢復與生俱有的美麗肌膚。

步驟一 停止惡習

# 避免讓肌膚直接曝露在陽光下

## 紫外線不只會造成斑點，也會加速皮膚老化

如六十六頁所述，造成斑點的第一主犯，就是紫外線。一九八五年六月在東京舉行的第三屆國際會議「加齡與皮膚」中，有許多報告，指出紫外線的有害性。根據報告顯示，紫外線會造成皮膚的黑色素沈著與發炎，長期曝露於陽光下，會加速皮膚老化，甚至會引發皮膚癌。

以下再介紹一頗耐人尋味的說法。對於經常受紫外線照射的臉部做比較時，當然會有六十歲與三十歲的區別。但是，對出生開始就一直都被包著的臀部皮膚做比較，發覺幾乎沒有差異。由此可知，紫外線的確會加速皮膚老化。

所以，平時必須注意紫外線的防護對策。

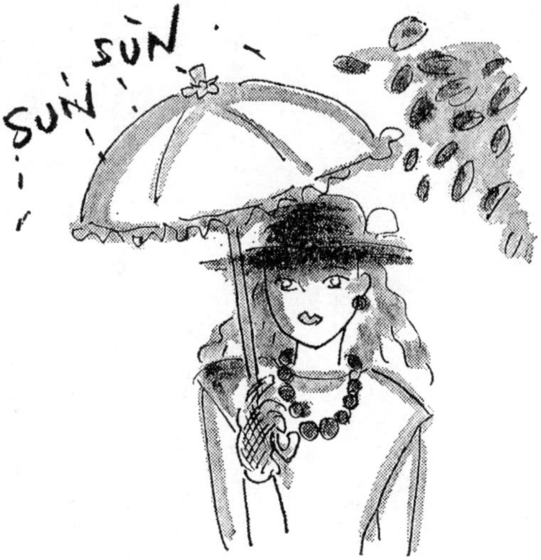


## 防禦紫外線的有力幫手

**陽傘或帽子**　陽傘更能防止紫外線直射。從五月到九月之間，儘可能多利用。尤其是顏色接近白色的棉質素材，更能反射紫外線。

**粉底或粉**　粉底的原料、如鈦、白陶土等顏料，能反射紫外線，保護肌膚。粉底中也含有紫外線吸收劑。尤其是塗抹白色的粉底之後，更能提升反射效果。

此外，日光遮斷劑或橄欖油等植物油，也是保護肌膚防禦紫外線的有力幫手。

平時的溫柔體貼，是保護肌膚防止斑點產生的秘訣。一定要多注意。

步驟一 停止惡習

# 停止使用面霜、乳液

為了肌膚著想，從今天開始不要用乳液吧！我這麼說，可能妳會感到驚訝的說，這樣臉會緊繃、乾燥……。但是請妳想一想嬰兒的肌膚。剛出生的嬰兒，有絲緞般的肌膚，不需塗抹任何東西，就非常光滑、有光澤。人自出生開始，在體內就具有保護皮膚的乳液，稱為自然保濕保護因子。

這種自然保濕保護因子，在我們活著的時候，會持續發揮作用，創造具有彈性的自然肌膚。但是，如果由外界補充乳液，會使皮膚的自然功能怠惰，皮膚的生理機能衰竭，形成無抵抗力的孱弱肌膚。

此外，化粧品中都含有礦物油，會使缺乏抵抗力的肌膚出現斑點，而為了掩飾斑點，就開始化濃粧，反而使斑點更擴張。這樣不但傷了肌膚，而且也會損傷內臟。

試著在洗臉後，不要塗抹面霜或乳液。如果感覺緊繃、乾燥，那表示肌膚已經出現警告信號了。只要和臉部以下的頸部比較，馬上就可以知道了。平時頸部是不抹乳液的，即使以肥皂拼命洗，這部位的皮膚也不會緊繃或乾燥。由此可證，臉部皮膚已經開始衰弱了。

停止使用面霜和乳液後，自然保濕保護因子就會開始發揮作用，使肌膚重新恢復滋潤。但是，想要外出而卻有皮膚緊繃困擾的人，可以在緊繃部位，抹上橄欖油或椿油。相信在經過二～三週後，皮膚的生理作用恢復時，就能消除皮膚緊繃的困擾。

此外，自古以來常被利用的米糠袋（棉布袋中裝入米糠），具有洗淨、保護皮膚的作用。古代的皮膚科所採用的治療法，就是讓患者洗米糠澡。

所以，用米糠袋洗臉也是一個好方法。

不損害肌膚的生理作用，是保護肌膚免於斑點之害的基本原則。從今天開始，停止使用面霜和乳液。

上床前什麽也不要塗抹，最重要的是讓肌膚休息。此外，選購化粧水或化粧品時，儘可能選用天然素材的製品，以免造成肌膚的負擔。儘早杜絕錯誤的化粧法，才能使肌膚恢復健康。

步驟一 停止惡習

## 避免壓力積存

不論自己喜歡與否，總會有悲傷、寂寞、生氣、焦躁、憤怒、怨恨等心情出現。這些精神上的壓力，會引發疾病。

壓力積存，即代表精神處於緊張的狀態。俗話說「箭拔弩張」，是說當弓弦一直維持緊繃狀態，會逐漸失去彈力，到真正需要使用時，就無法表現出好的彈力。人也是一樣，精神和肉體不能一直保持緊張。緊張之後，一定要擁有放鬆的時刻。

如果發覺自己經常處於緊張狀態下，就要解除緊張，並保持放鬆。大聲唱歌、聽音樂、從事自己喜歡的運動，最好找出個人轉變心情的方法。如果實在沒有這種閒情逸致，那麼可以試一試「頸部按摩法」，這方法很簡單，而且能消除壓力、防止老化。

## 頸部按摩法

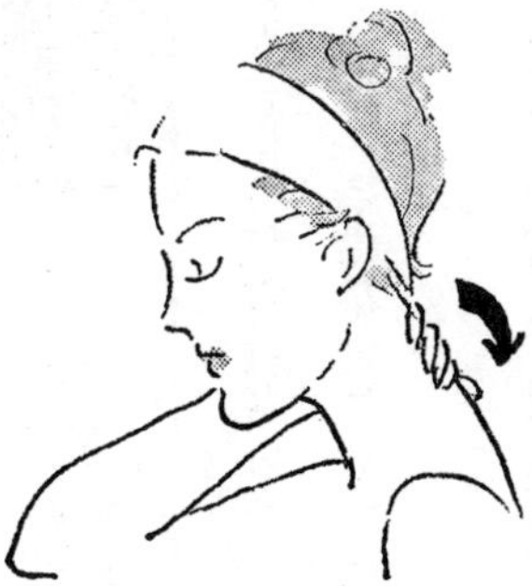

C　放鬆頸部力量（往前垂下的狀態）。放鬆肩、臂、手掌的力量，以放鬆的心情進行50次按摩

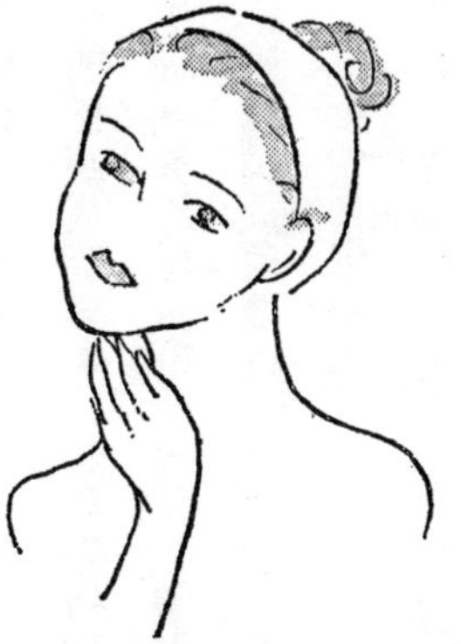

A　伸展頸子看右上方。右手掌心抵在喉結上，用整個手掌貼緊頸部而開始進行。

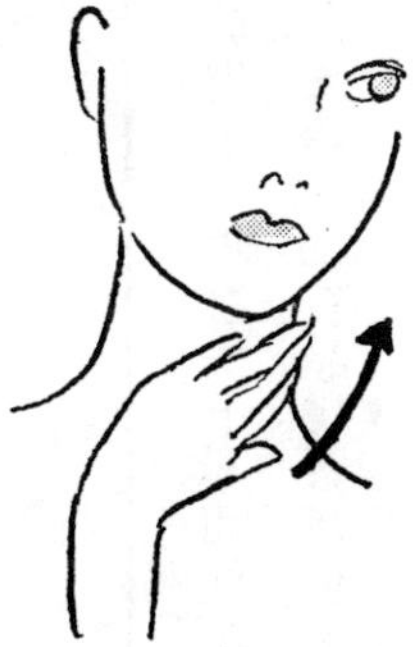

D　左手也以同樣方式進行。也進行50次。

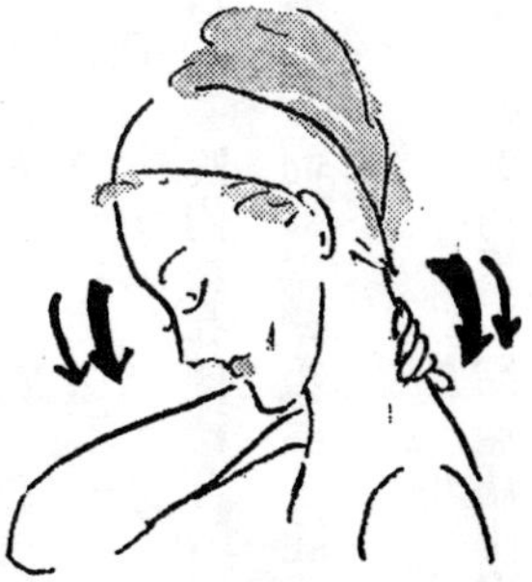

B　手掌緊貼著頸，往右滑動繞到頸部後方為止，而進行按摩。

步驟二

驅除壞東西

## 去除阻塞毛細孔的汚垢

有人說化粧品對肌膚無害，你相信嗎？如果真的無害，那麼晚上不卸粧睡覺，也不需要擔心。不過，不論是誰睡前一定會卸粧。可見大家都知道，化粧品殘留在臉上，會造成皮膚傷害。

卸粧時。通常先使用清潔劑擦拭後，再用肥皂洗臉，然後沖洗乾淨。大部分的人認為這樣就能徹底去除汚垢。但是，仔細觀察會發現毛細孔中還有汚垢存在。這汚垢就是阻塞在毛細孔中的粉底或空氣中的灰塵等物質。

毛細孔被汚垢阻塞時，就和體內的便秘狀態相似。當腸內有糞便積存時，會是怎樣的情形呢？腸內腐敗菌蔓延，會製造出致癌物質等有害成分，而被腸壁吸收，隨著血液循環送到內臟，就會使各處受損。

但是，便秘可藉由排泄來解決問題。而阻塞在毛細孔的汚垢，卻無法排出。

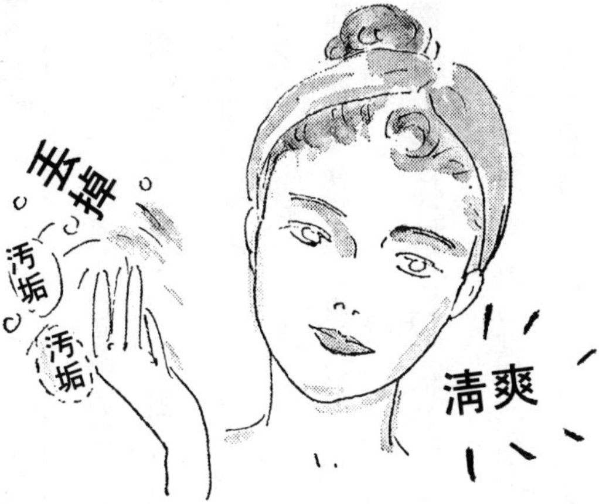


因此，就必須想辦法除垢才行。否則皮膚會逐漸衰弱，產生肌膚問題。

所以要進行「除垢」（參考一三六頁）。進行除垢之後，平時不化粧的人會發現，有黑色的汚垢產生。

化粧的人，也能去除掉粉底色的汚垢。深部的汚垢去除後，皮膚會產生驚人的透明感。

步驟二
驅除壞東西

## 藉著食物纖維和運動消除便秘

排便不良時，一定會引起肌肉的煩惱。相信大家都有這種經驗。如第三章所述，便秘是造成斑點與皮膚乾燥的原因之一。對女性而言，這也是一種常識。有便秘傾向的人，即使拼命處理斑點的問題，但這好像「杯水車薪」，是毫無效用。原則上應該做腸內大掃除，去除壞東西才有效用。

由體內開始，就是由肌膚的內側做起。恢復體內健康才是消除肌膚問題的捷徑。

### ●食物纖維能使排便順暢並改善便秘

食物纖維，是指食物中所含的無法消化的成分（多醣類）。

食物纖維可分為植物性與動物性兩類。植物性的又包括不溶於水的纖維，以及能溶於水的纖維（參照左頁的表）。

## 食物纖維的分類

| 所在處 | | 主要食物纖維 |
|---|---|---|
| 植物性食品 | 不溶於水的纖維<br>（細胞壁的構造物質） | 纖維素（吸水時量會增加）<br>半纖維素（吸水力較大）<br>木素（牛蒡、木材中較多） |
| | 溶於水的纖維<br>（非構造物質） | 果膠（水果中較多）<br>瓜柯膠（取自瓜柯豆，被當做增粘材料）<br>葡甘露聚糖（蒟蒻的成分）<br>藻酸（昆布、海帶芽等海藻中較多）<br>昆布糖（海藻中較多） |
| 動物性食品 | 非水溶性 | 甲殼質（蟹、蝦殼的成分）<br>軟骨素硫酸（在皮膚、肌腱、骨、軟中也有）<br>膠原蛋白（在皮膚、肌腱、骨、軟骨中有。魚翅） |

食物纖維在消化管中，會發揮何種效用呢？

主要作用如下：

①使排便順暢，並緩和便秘。

②促進腸內雙叉乳桿菌增殖。

③降低血液中的膽固醇。

④預防包括大腸癌在內的癌症。

⑤有效的防止肥胖。

具有以上的效用，尤其以不溶於水的食物纖維的效果較佳。

其中的纖維素和木素，能使便量增加、刺激腸管，提高腸的蠕動作用、促進排泄。

此外，半纖維素有很強的吸收水分作用，能使糞便保持適當的軟硬度。

攝取以食物纖維為主的食物，就能免除便秘的困擾，而保有美麗的肌膚。

## ●使排便順暢的健康體操

適度的腹肌運動，能促進腸的蠕動，紓解便秘症狀。以下二種體操，請在每晚就寢前施行（參照下頁）。

**＜仰臥起坐體操①～②＞**

仰躺，雙臂緊貼著頭部，向上延伸。然後雙臂往前擺動，藉著反彈的力量，做挺直上半身的動作。

這動作能做的很好的人，是屬於腹肌較有力的，可以將雙手交疊在頸部後來進行。仰臥起坐，以一分鐘二十次左右為最理想。

**＜屈膝扭轉上半身的體操③～④＞**

首先雙手指交叉置於頭後。彎曲左膝並往右胸方向抬舉，同時上半身朝左下方做扭轉動作。然後再做相反的動作。像這樣為一套，交互進行二十次，進行時動作要有節奏感，並在二分鐘內做完。

## 仰臥起坐體操

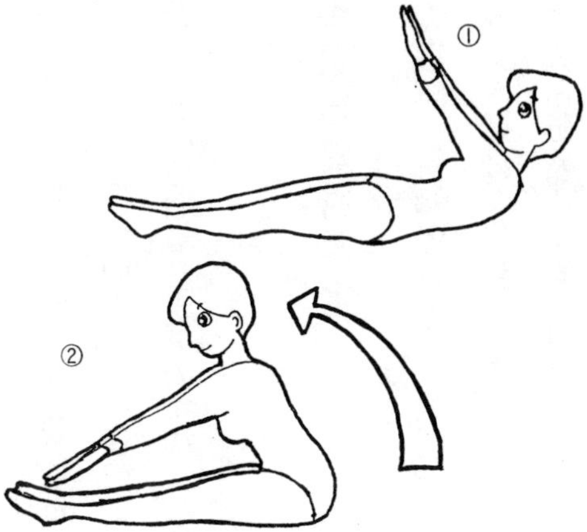


## 屈膝扭轉上半身體操

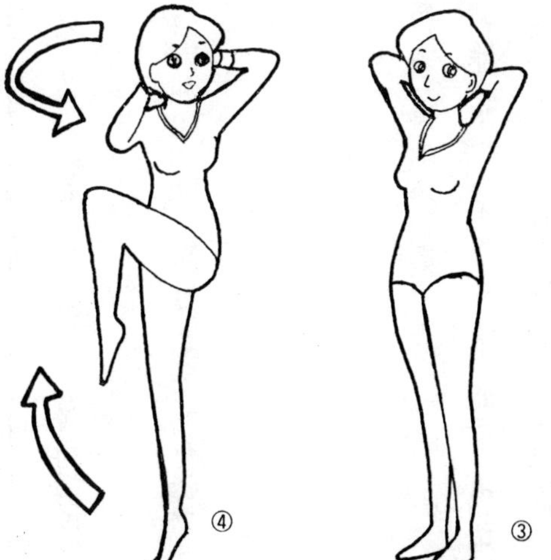

步驟二

驅除壞東西

# 利用腰浴法排出體毒

所有健康的基本，就是要先將壞東西排出體外。首先要驅除壞東西，然後再攝取有益的東西，這是東方醫學的大原則，切記！

在此要推薦的是「腰浴去毒法」。重點是有效的利用「汗」來排除體內的有毒物、老廢物。

## ●秘訣是要用溫水

入浴前，要先準備熱茶。先喝一～二杯，並再裝一壺熱茶帶進浴室。熱茶，最好準備如柿茶等的藥草茶。此外，鈣離子水（離子水在常溫下飲用）也非常好。

進入浴缸時，不要全身浸入水中，只泡到肚臍為止。上半身只要隨時澆水就可以。

重點是使用溫水做腰浴，必須保持三十九度C以下的水溫。這一點很重要。腰浴時要使用溫水，這樣才能慢慢的浸泡一～二小時。

依個人體質的不同，有的人可能不易出汗，不過切勿焦躁。持續十天仍未出汗者，也許持續二十天就會出汗。

出汗後，口渴時可以喝一點飲料，但不要勉強喝。即使大量出汗，也不需大量喝水。喝飲料，能使排汗更順暢。

此外，除了茶以外也能喝含有大量維他命C的檸檬汁。

用溫水泡澡出汗，與用熱水泡澡出汗是完全不同。溫水泡澡排出的汗有臭味。這表示體內的老廢物排出來了。

## ●皮膚變白，手腳冰冷症消除

持續進行腰浴去毒法，能使腎臟、卵巢功能順暢，改善體質。相信因此而感到喜悅的女性很多。主要是因為皮膚因此變得滋潤、白皙了。

東方醫學認為皮膚有發疹、發癢現象，可能是腎有問題。如果沒有發癢現象時，就可能

腰浴法

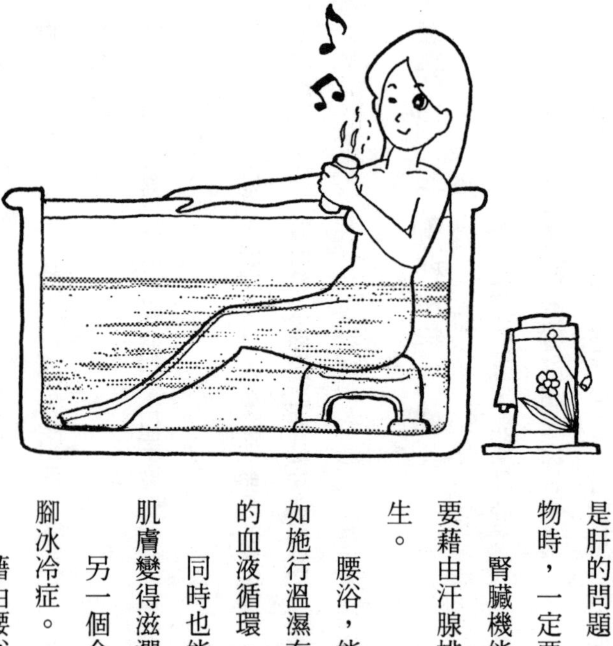

是肝的問題。總之，當血液中存有毒性的老廢物時，一定要將它排出體外。

腎臟機能不良時，排泄就不順。因此，就要藉由汗腺排出，而會有發癢、發疹的現象產生。

腰浴，能溫熱腎臟、子宮及卵巢部位，就如施行溫濕布療法的效用般。因而促進下半身的血液循環，並增強腎臟、卵巢的功能。

同時也能促進皮膚細胞的新陳代謝，所以肌膚變得滋潤、年輕。的確是有醫學的道理。

另一個令女性高興的優點，就是能消除手腳冰冷症。

藉由腰浴，使下半身的血液循環順暢，就

能消除手腳冰冷症，同時還能消除疲倦。

不過，為了得到以上的效果，需大量出汗。所以需要花長時間泡澡。

此外，三溫暖和腰浴是不同的。三溫暖是利用高溫使全身發熱、出汗，能促進表面的發汗作用。但是無法長時間進行。所以根本上是完全不同的。

最後的注意事項，就是進行腰浴中，有不快感時要馬上中止。

但是，大部分都是因為水溫過高所造成。

剛開始實行的人，必須利用洗澡用溫度計來調節水溫。開始時，最好選擇不會覺得勉強的時間來進行，千萬不要太勉強。逐漸習慣以後，浸泡的時間就會增長。

此外，病人尤其有高血壓、心臟病、腎臟病等的人，必須和醫生商談後，才能進行腰浴法。

步驟三
做好事

# 攝取維他命A、C、E

對身體有益的，當然是以飲食生活為主。

創造美麗肌膚，不可或缺的營養素有，維他命A、C、E。

維他命A，具有保護皮膚、粘膜的作用。缺乏時，肌膚會乾燥，而且容易感冒。但是攝取過多時，維他命A會積存在體內，這需要特別留意。

維他命C，有創造美肌的維他命之稱。相信只要是女性，都知道它的存在。最重要的是它能使黑色素還原，使肌膚變白，並使斑點、雀斑變淡。另外，它能鞏固血管壁，臉頰會發紅、發熱者，要充分攝取維他命C。

維他命E，具有防止老化的效果。能防止構成細胞膜的脂質之氧化（老化），使細胞保持青春。

最近得知，如能一併攝取這些維他命，更能提高其效果。以下要介紹含有大量A、C、

維他命A含量較多的食品

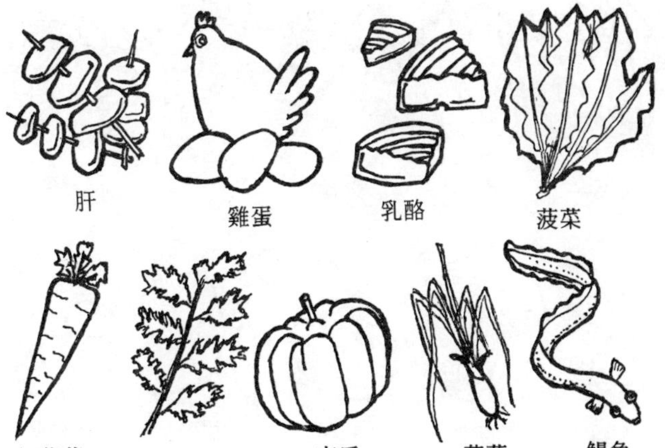


E的食品，請充分攝取。

## 維他命A

維他命A含量較多的食品，有肝、雞蛋、乳酪、黃綠色蔬菜（菠菜、胡蘿蔔、茼蒿、南瓜、韭菜等）、鰻魚等，而曬乾的八目鰻也很好。

不用大量的攝取。而像蘿蔔葉、荷蘭芹、水田芥等，也含有豐富的維他命A。此外，青江菜中的維他命A含量也很多。

由於維他命A不溶於水，運用普通的加熱方式時，維他命的損失不多，所以調理時較容易處理。因為維他命A溶解於油中，會較容易吸收，所以和油類一起攝取時，效果較佳。

維他命C含量較多的食品

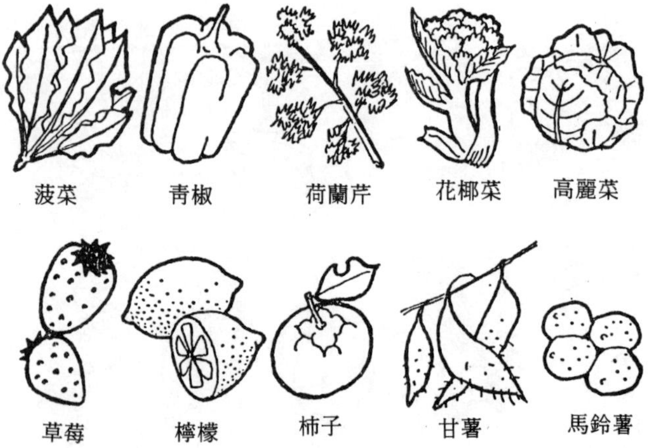


## 維他命C

植物性食品中，維他命C的含量較多。

植物性食品中，尤其是深綠色蔬菜，像菠菜、青椒、荷蘭芹、花椰菜、高麗菜等為代表。水果方面，如草莓、檸檬、柿子等。芋類的甘薯和馬鈴薯中的含量也不少。

但是維他命C的缺點是：

①容易溶於水。

②不耐熱，加熱時會被破壞。

③容易受空氣和鹼的破壞。

因為以上的缺點，所以烹調時需要特別留意。

維他命E含量較多的食品

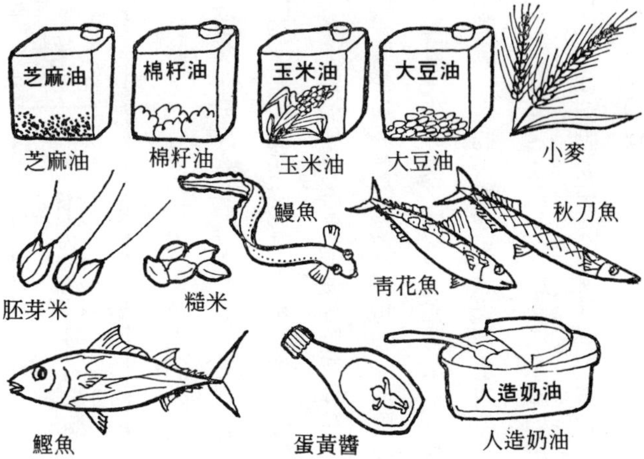


不過，甘薯和馬鈴薯中的維他命C，耐熱性較佳。

## 維他命E

最後，是關於維他命E。首先要列舉的是芝麻油、棉籽油、玉米油、大豆油、小麥、胚芽米、糙米。和鰻魚、青花魚、秋刀魚、鰹魚等魚類，以及使用蛋黃醬、人造奶油等植物油的製品。

烹調時，不需如維他命C般，要注意會溶於水或被熱破壞等問題。但是，維他命E容易受鹼和紫外線的破壞。此外，植物性油脂擱置太久，容易氧化。所以要密封保存。

步驟三 做好事

## 利用溫冷交替刺激洗臉

洗臉時，必須使用水。但是水的溫度是重點之一。

許多女性，習慣夏天用冷水，冬天則用溫水來洗臉。但是這對肌膚而言，並不是好事。

洗臉，是每天所必行，更是肌膚護理的基本。要創造健康的肌膚需由根本做起。給予皮膚細胞適度的愉快刺激，能使細胞活性化。

如果要使每一個細胞恢復青春，使皮膚具有光澤，應該怎麼做呢？最好的方法是，不論季節，每天至少一次，用冷水和溫水交互洗臉，進行溫冷刺激才有效果。溫冷，是藉著溫度差給予刺激，因此，要使用感覺舒適的熱水，和感覺舒適的冷水來進行。

水的溫度差，也就是說溫熱的水能使細胞膨脹，冷水能使細胞收縮。

藉此能使細胞恢復活力。甚至皮膚的微血管也會因為溫度差，使血液循環得到改善，因此肌膚順利的得到營養補給。

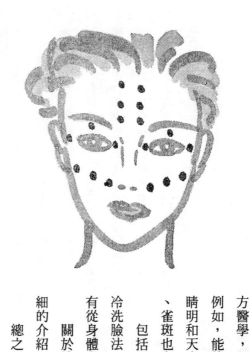

此外，臉（參照插圖）到頸部，有許多東方醫學，認為對內臟有效的穴道。它的效果，例如，能使肌膚美麗的人迎穴，去除小皺紋的睛明和天突穴等。還有手腕的陽池穴，對斑點、雀斑也有效。

包括這些穴道在內，用手做臉到頸部的溫冷洗臉法，這樣能對內臟形成有益的刺激，具有從身體內側預防、消除肌膚問題的作用。

關於洗臉法的詳細情形，將在第五章做仔細的介紹。

總之，每天都要進行，漸漸的就能增強皮膚的抵抗力，並增進身體健康。

步驟三
做好事

## 充分利用手活化細胞

在意斑點、皺紋，想到肌膚老化的問題，很多人會開始按摩。利用按摩活動臉部肌肉，給予刺激，讓肌肉保持張力。

但是，我認為這樣反而會損害肌膚。或許能得到暫時的效果。可是對於孱弱無抵抗力的肌膚，如果持續進行按摩時，可能會使斑點、皺紋增加。

所以要擁有健康、年輕的肌膚，要從身、心、肌膚三方面著手。

基於以上的想法，所進行的按摩，就是我們所說的「內活法」，推薦各位利用這種以雙手抵住肌膚的方法。

妳可能會懷疑，這麼簡單的方法可以進行肌膚的按摩嗎?但是，手掌是具有不可思議的力量。當我們牙痛、肚子痛時，在無意識當中就會用手掌去抵住這些部位。這種不知不覺中所做的行為，就是自然具備的「自然治癒力」的結果。

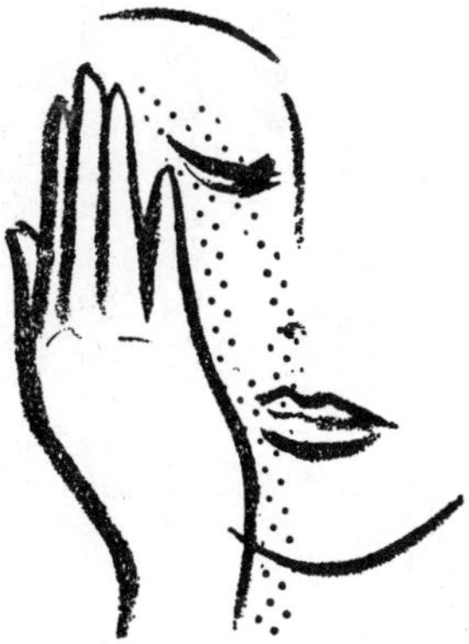

那麼這力量的真相為何？事實上，我們手掌能放出微量的放射線。當然會因個人不同而有差異。然而這種放射線能促進皮膚深部細胞振動，使細胞活潑。

我們將利用這種放射線的波動性方法，稱為〈波動法〉，配合腹式呼吸法來進行。

方法是，雙掌輕輕摩擦生熱，再以發熱的手掌蓋在臉上即可。

重點就是在吐出細長的氣息時，感覺這氣息是由掌心發出一般。

## 加入胡蘿蔔的蔬菜汁會失去維他命C

「胡蘿蔔會破壞維他命C」，這是大家都知道的事實。代表性的例子，就是當做藥味，經常使用的紅葉泥。這是白蘿蔔泥和紅蘿蔔一起調拌而成的。

含有豐富維他命C的白蘿蔔，一旦和紅蘿蔔一起調配時，會使維他命C的效果減弱。因為胡蘿蔔中所含的抗壞血酸氧化酶，會破壞白蘿蔔的維他命C。

含有豐富維他命C的蔬菜，也是同樣情形。如果加入胡蘿蔔，也會使維他命C受到破壞。

不知道胡蘿蔔的作用，而每天攝取加入胡蘿蔔的蔬菜汁，完全無法得到維他命C效果。

美肌時，不可或缺的維他命C。因此，攝取胡蘿蔔時要小心。

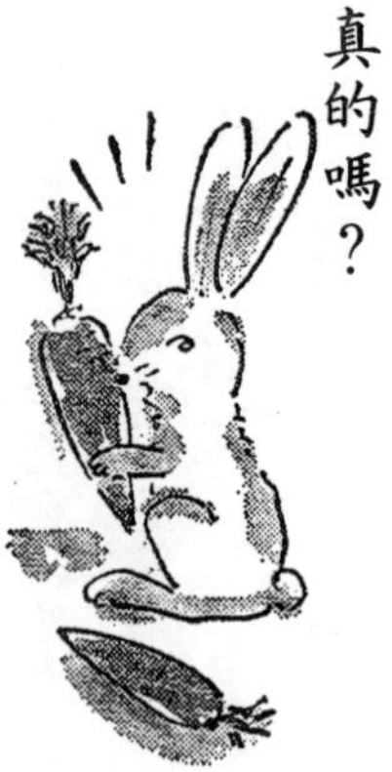

# 第五章 去除斑點的肌膚護理法

## 步驟一 如果是淡的斑點這樣就能去除

去除斑點的護理方法很多種，如果妳覺得「不喜歡麻煩的方法」，則可採用下面所介紹的簡單方法。

### ●停止使用面霜、乳液

只需要確實施行以下三點即可。對已形成的淡的斑點，經過三個月後，就能產生效果。

●自然肌膚絕對不能曝曬於陽光下。

●停止使用面霜、乳液。

●對斑點的部位進行按摩。

即使再怎麼忙的人，相信也不會覺得麻煩，而能持續實行下去。

斑點的大敵是紫外線，平時絕對不能讓自然肌膚曬到太陽。

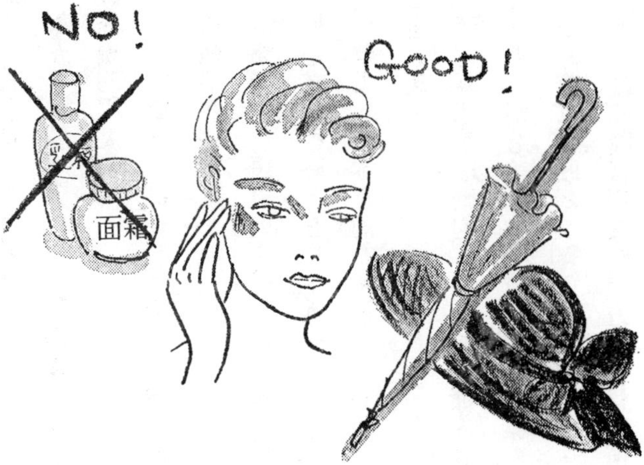


外出時，務必塗抹粉底。日照強的夏季，必須利用陽傘或帽子遮擋陽光。

如第四章中的〈停止惡習〉所述，化粧品中的面霜、乳液含有乳外劑，這會造成肌膚的負擔。

尤其因此形成的斑點不易去除。所以應該要馬上停止使用。

## ●只針對斑點部位集中按摩

一旦停止「惡習」後，接著就要「做好事」了。

每天對斑點的部分持續進行按摩。這樣能使肌膚細胞恢復活力，能產生抑制黑色素、去除斑點、使肌膚變白的結果。

首先，洗臉將臉、手洗乾淨後，用中指指腹如滑過斑點般的進行按摩。不要用力，只是輕輕撫摸的程度即可。

用力的摩擦，這樣的刺激反而會造成斑點。所以要注意。按摩約十分鐘以上。有空的人可以持續更久些。

按摩僅止於斑點的部分。消除斑點的秘訣是「不碰斑點以外的部分」。

但是在按摩時，在指尖滴一～二滴具有美肌作用的漢方藥草萃取劑，然後進行按摩，更能提高效果。如本書前章所述，事實上我本身，就是使用這種漢方藥草萃取劑，進行按摩而除去老人斑。

漢方藥草萃取劑的材料，如米糠、甘草、黃柏、黑砂糖、紫雲英蜂蜜等。這是幾百年前流傳下來，創造美肌的物質，因其效果，愛用的女性很多。

漢方藥草萃取劑，經以古代的方法，將這些材料煎煮而得到的煎液。現代，已不需要自己煎煮，就能購買到這些漢方美容材料所製成的化粧品了。

## 重點按摩的方法

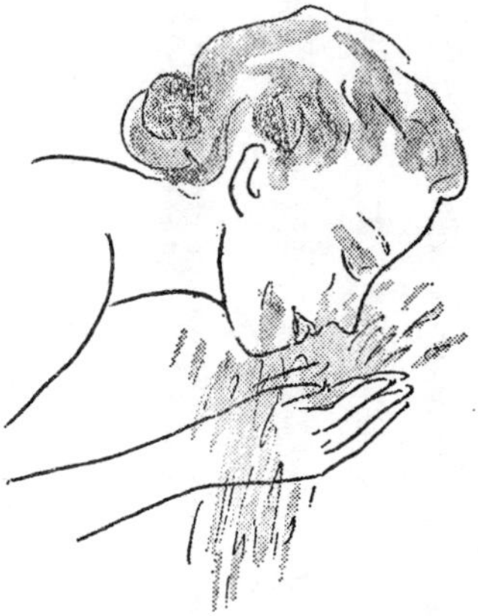

①洗臉將臉和手洗乾淨。

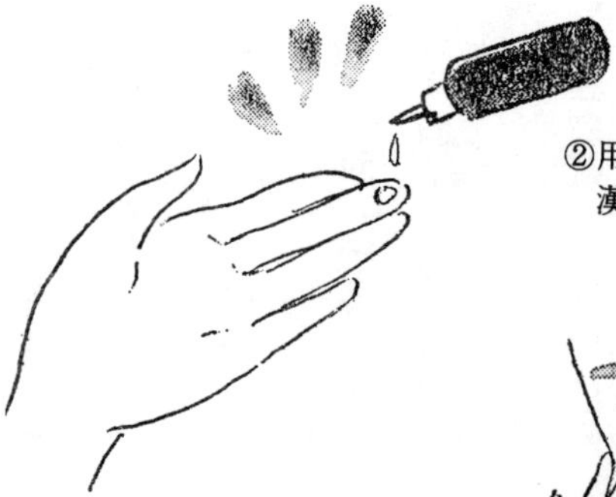

②用中指指腹沾1～2滴的
漢方藥草萃取劑。

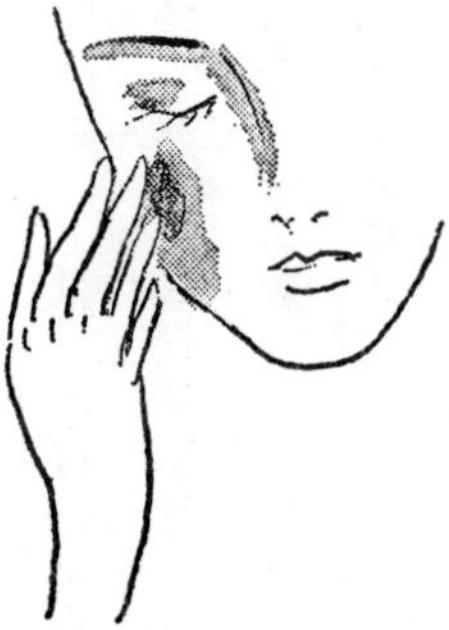

③只輕輕按摩斑點部分，
按摩10分鐘以上。

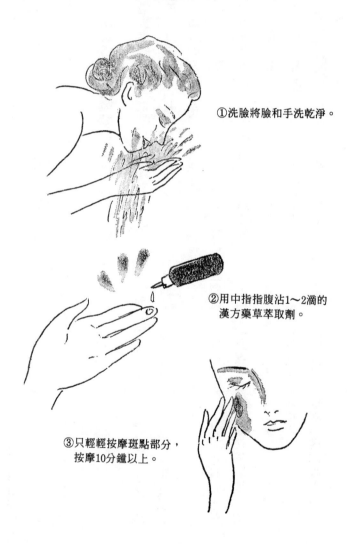

## 步驟二 想迅速去除斑點的人可以加入這種護理法

### ●二日一次，對斑點部位進行「除垢」

想儘快去除斑點，或是斑點較深的人，除了步驟一的方法之外，同時二日進行一次，斑點部位的「除垢」。這是針對靠平常護理，很難去除的毛細孔深處所積存的污垢，藉著吸引型的除污器具的力量，徹底吸出做肌膚的大掃除。

如前所述，斑點部分的肌膚，可能細胞活動已經衰弱，而其原因之一，就是積存在毛細孔深處的粉底等污垢，阻礙肌膚正常生理活動。被污垢阻塞的肌膚，就與身體便秘狀態一樣。因此，除垢「驅除壞東西」，使肌膚具備的自然治療力恢復，就能去除斑點。

並不是非二日一次不可，如果想每天進行也可以。這樣效果就能迅速出現。

市面上販賣的吸引型的去污器具中，電動式的使用時，簡單方便。接觸肌膚的吸引口，

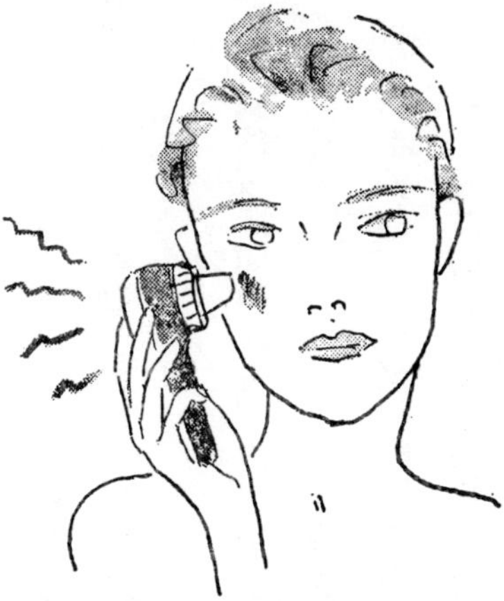

使用吸引型的除污器，對於斑點部分進行徹底的「除垢」

直徑一般約是二～三公分大小。

但是除垢僅止於斑點部分。如果附有可替換的小吸引口的去汚器，會是較理想。

去除斑點的護理原則，就是「不碰斑點以外的部分」。

## ●慢慢的進行除垢

首先，要將化粧的汚垢充分去除。然後，只在斑點的部分，塗抹少量的冷霜，塗抹時不要用力，如畫弧形般的抹上，像輕輕滑過似的，和按摩要領相同。

進行的方向，以臉為中心往外，由下往上塗抹，這能使冷霜進入毛細胞中。使冷霜充分進入，能讓毛細胞深處的汚垢浮出，一併去除冷霜和汚垢。

也許妳會擔心「使用冷霜會不會有乳化劑之害呢」，因為這只是暫時使用，馬上會吸出。所以不用擔心。

吸引器的使用方法，是輕輕貼在肌膚上，緊密結合並以一秒鐘移動一公厘的緩慢速度，在斑點上移動。移動的太快，可能就無法吸除汚垢。秘訣是，感覺如在緩慢移動中將汚垢吸出。

移動的方向如前述般，由中心往外，由下往上的進行。

市面有些吸引器，吸力的強弱能自行調節。使用時吸力不可以太強。因為勉強拉扯肌膚，會阻礙毛細胞，反而無法吸出汚垢。

保持一種「意猶未盡」的程度是最適當的。

除垢結束後，徹底擦拭肌膚上殘留的冷霜，並使用洗面皀好好洗臉。

## 「除垢」的方法

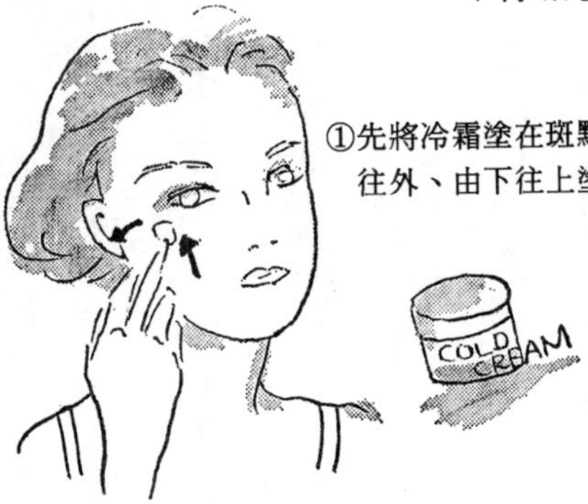


①先將冷霜塗在斑點部位，由內往外、由下往上塗抹。

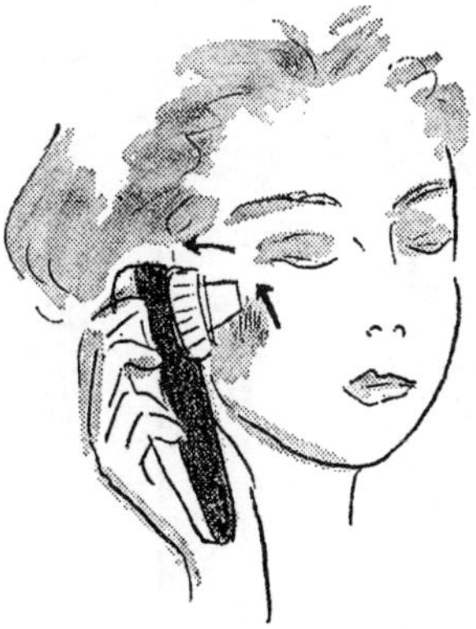

②吸引器由內往外、由下往上只吸收斑點的部分。

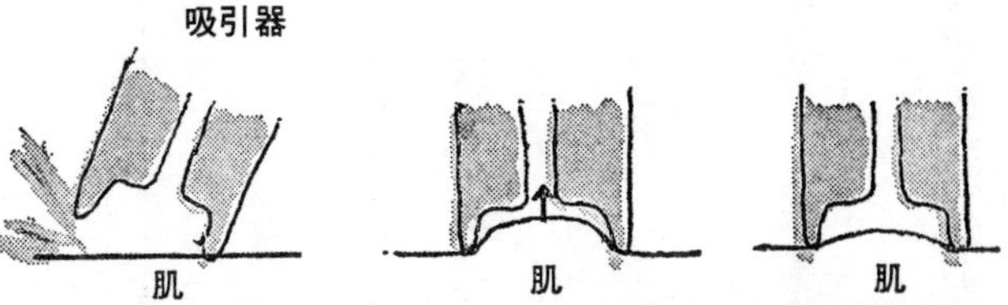


✕ 吸引器沒有緊貼肌膚前進會形成縫隙

✕ 吸引力過強反而會阻塞毛細孔污垢無法去除

○ 正確使用吸引器吸收肌膚的污垢

步驟三

# 能去除深色斑點的完美護理法

## ●徹底去除化粧品的污垢

對於長年的頑固斑點、深茶色斑點，只進行斑點部位的集中護理法，還是無法完全消除。為了恢復臉部整體肌膚的生理機能活化，就要徹底除垢。以仔細的洗臉為主，並加上護理方法。

洗臉之前，一定要卸粧。一次要準備三～四片卸粧用的化粧棉。請使用一〇〇%純棉的化粧棉，與合成製品相比，純棉的較柔軟，對肌膚而言，觸感完全不同。

化粧棉沾上油性清潔劑，從眉筆、眼影、口紅等重點化粧先開始卸粧，這時要注意，重點化粧的污垢不可擴散到臉頰、額頭。

口紅的卸粧，只需擦拭嘴唇部分即可。不要拚命的擦拭，感覺就像使污垢浮上，而後抹

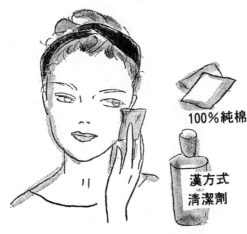

卸粧時需使用3～4片對肌膚溫和的100%純化粧棉。
沾著以芝麻油為原料的清潔劑卸粧。

掉即可。化粧棉髒了隨時更換。然後以同樣的要領擦拭粉底。

## ●芝麻油是最好的漢方清潔劑

關於油性清潔劑，現在多半使用西洋式的清潔霜，大多以礦物為原料。

此外，在日本和中國，自古以來都使用植物性油。

其中以芝麻中抽取的芝麻油，由於具香味，也被稱為香油，備受重視。

香油中加入具有美肌作用的藥草，如紫根、當歸等，所製造出的漢方式清潔劑。不單能去除污垢，同時也具有美肌作用。去除斑點時可以使用。

## ●用美肌洗面劑洗臉、敷面

關於洗臉，使用具有美肌作用的漢方式洗面劑，更能提高去除斑點的效果。在東方，認為美顏法的根本就在於洗臉。

因此，漢方式的洗面劑不只能夠去除污垢，同時具有促進肌膚新陳代謝、給予張力的敷面作用。材料包括蛋白、奶粉、紫雲英蜂蜜等。因材料的不同，有的具有較強的去污效果，而有的是有較高的敷面效果。

要去除頑固斑點，首先要用「去除污垢洗面劑」，然後使用「敷面洗面劑」來清洗，以達到雙重洗臉的效果。將敷面劑敷在臉上，經過五～十分鐘後，再將它沖洗掉。兩者都是粉末狀，可以加入前述的清潔劑，和一三四頁的藥草萃取劑。將它們充分拌勻再使用。

首先以溫水，將臉打濕。用雙手將洗面劑充分的搓勻，再塗抹在整個臉上。不要用力搓揉，只是輕輕包覆臉般即可。雙手力量放鬆，手掌延著臉移動，而將洗面劑抹在臉上。然後再用食指、中指、無名指，依按摩的要領，對額頭、鼻子、下巴、眼部、雙頰等處，仔細的洗臉。沖洗的方法，請參考後述。早上，可以只用去除污垢的洗面劑洗臉。

## 洗臉和敷面的方法

①整個臉先用溫水打濕
用雙手充分的調勻粉
末洗面劑後再使用。

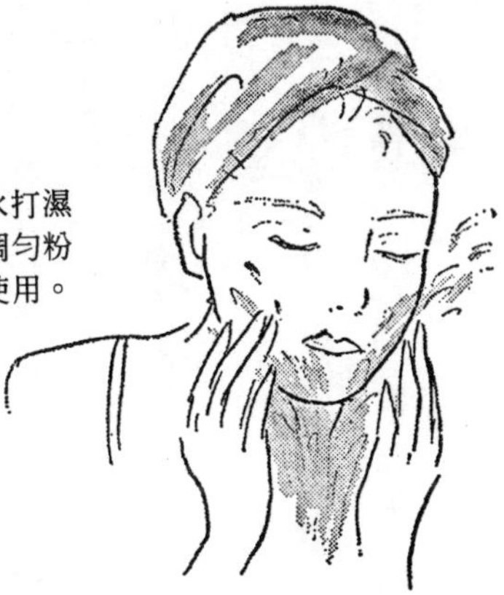

②按照按摩的要領細微的部分也要清洗。

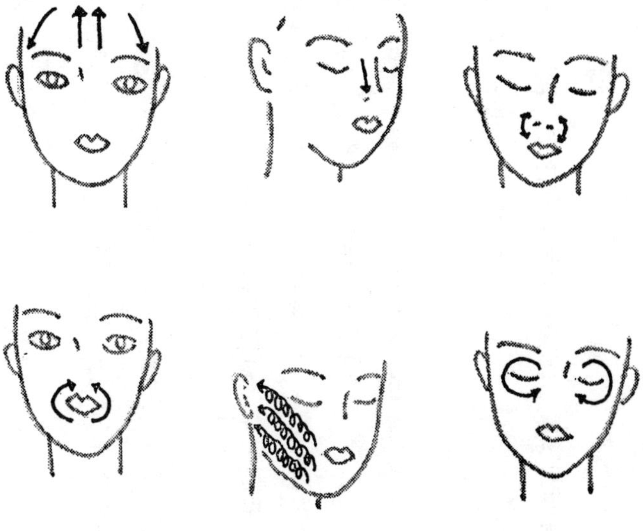

## ●洗臉時一邊做指尖按摩以調整體調

如果有茶色清晰斑點者，表示內臟孱弱，身體狀況不良。這是斑點的原因之一。每天洗臉時，按摩指尖的內臟穴道調整體調，從身體內側消除斑點。洗臉之前，在臉上塗抹「去除污垢洗面劑」的狀態下來進行。

各指指甲邊，有如左圖所示的穴道，需一一加以刺激。首先由左手的拇指開始，使用右手拇指的指腹，對左手拇指指甲邊緣的穴道，朝著指尖的方向，向上摩擦十次。然後用右手輕輕握著整雙拇指，就如擰毛巾般，朝內側按摩五次。這就是左手拇指的按摩。以同樣的方法，進行食指、中指、無名指的「摩擦、擰揉按摩」。小指的兩側都有穴道，所以兩側都要按摩。

當左手手指做完後，以同樣的要領，繼續進行右手手指的按摩。

這種指尖按摩，不僅能調整體調，同時能美化手部，對於手部肌膚乾燥者，會出現滋潤效果。

## 指尖的穴道

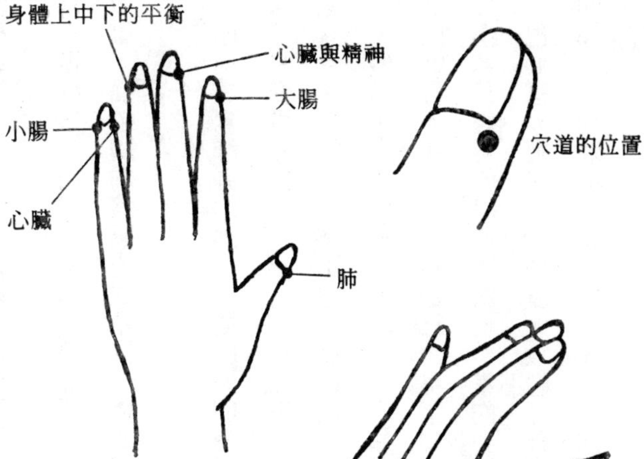
身體上中下的平衡
心臟與精神
大腸
小腸
心臟
肺
穴道的位置

## 直接按摩的方法

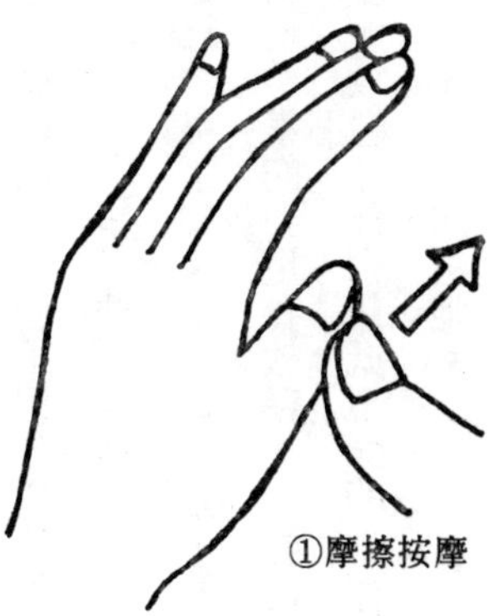
①摩擦按摩

②擰轉按摩

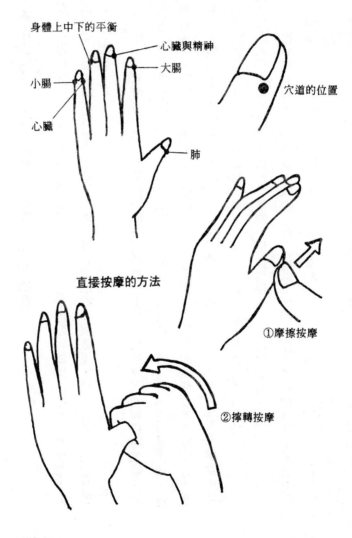

## ●使用溫冷交替沖洗的洗臉法能使肌膚活化

如第四章〈做好事〉所述，溫冷洗臉能活化細胞、去除斑點。如果再加上手的按摩工夫，更能提高效果。而依臉的移動方式不同，能夠具有頸部的伸展效果，可以說是一石三鳥的美容法。

洗臉盆中準備感覺舒適的熱水。雙腳展開與肩同寬，上半身放鬆蹲下。如打呵欠般伸展下巴，這時雙手捧起溫水，由下巴、口朝臉頰、耳的方向滑過的同時，嘶——的低下頭，這時吐氣（如圖A）。然後，伸展下巴，捧起溫水，由下巴、口筆直的朝額頭、髮際的方向滑過，同時嘶——的低下頭，吐氣（如圖B）。交互進行五次，共計十次。然後在洗臉盆中放入冷水，同樣的進行十次。像這樣進行「溫水和冷水」算一套，最少要進行三套。

秘訣在於手掌是輕輕的滑過肌膚。手掌的力量要放鬆，才能滑動順暢。

此外，下巴如打大呵欠般的伸展，放鬆頸部力量低下頭的動作，要有節奏感。像這麼進行，能伸展頸部，消除頸部、肩部的痠痛和預防鬆弛。

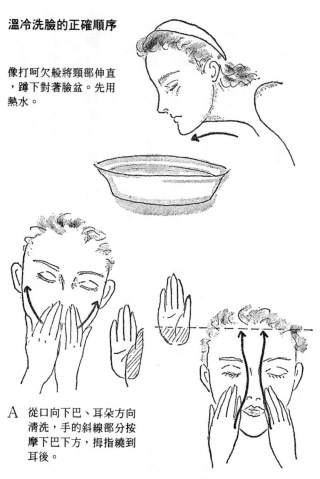

## 溫冷洗臉的正確順序

像打呵欠般將頸部伸直，蹲下對著臉盆。先用熱水。

A　從口向下巴、耳朵方向清洗，手的斜線部分按摩下巴下方，拇指繞到耳後。

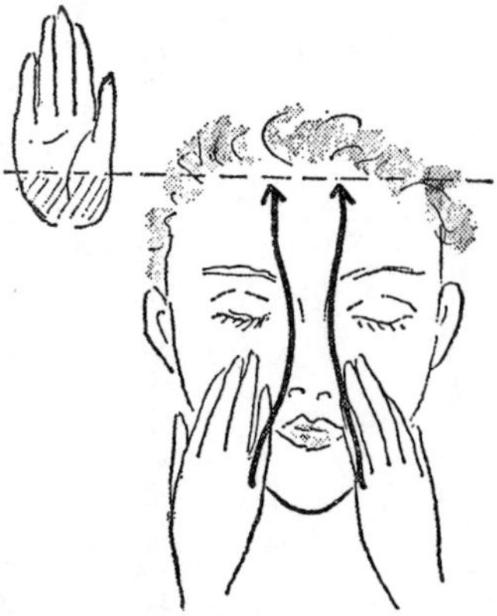

B　從口、下巴部分往額頭髮際處清洗，小指摩擦鼻子並往上進行，手的斜線部分到達髮際。

# 迅速去除斑點的洗臉後護理方法

## ●用手塗抹藥草化粧水

有深色斑點的人，大多是肌膚活性降低，失去滋潤者。

洗臉後，為使表面角質具有足夠的水分，以及恢復肌膚本身的保水功能，創造滋潤肌膚，就需利用含藥草成分的漢方式化粧水。藥草有甘草、黃柏及米糠等。

塗抹化粧水時，不要使用化粧棉。直接將化粧水滴在手掌中，雙手以撫摸臉般，將化粧水塗上，讓肌膚吸收。

秘訣在於手不可以離開臉。不要用拍打方式。

讓化粧水充分的被肌膚吸收。

依皮膚乾燥的情形，而反覆進行幾次，直到臉和手掌有濕潤感覺為止。

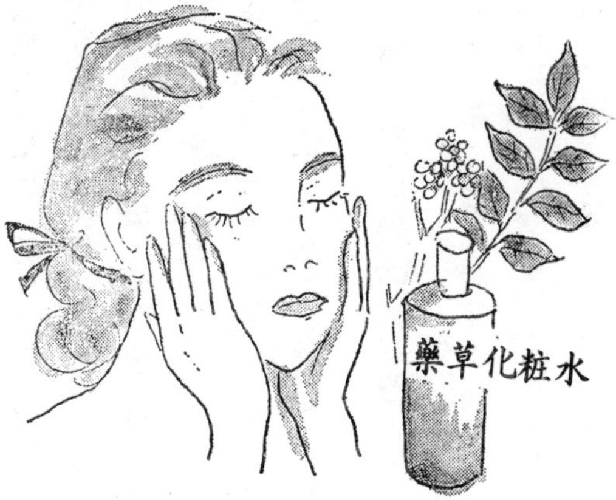


## ●只在斑點部分做重點敷臉

化粧水使肌膚濕潤後，接著就是敷臉。「不碰斑點以外的部分」，所以只在斑點處進行敷臉。

敷面劑是利用，步驟一的「斑點的集中按摩」中，所使用的具美肌作用的藥草萃取劑。

利用這種藥草萃取劑，進行與步驟一同樣的輕微按摩之後，不要擦掉讓它留在臉上，這就是重點敷臉。

晚上進行時，可以直接留在臉上睡覺，第二天早上再擦掉。

## ●利用「藥草漢方面霜」做最後的修飾

普通的面霜含有乳化劑，而如前述般，這會造成肌膚的負擔。但是洗臉後，再度分泌出來的皮脂，要形成天然面霜來覆蓋肌膚，需花一小時的時間。在這之間要防止水分的蒸發。缺乏水分的乾燥肌膚，是無法去除斑點。

這時使用漢方式面霜能發揮作用。

這種面霜，完全不含乳化劑，是使用香油（芝麻油）、蜜蠟（蜂巢取出的蠟）等天然素材所製造出來的。再加入具滋潤肌膚的藥草成分，適合做去除斑點護理法的最後修飾用品。

## ●提高去除斑點效果的手、手指使用法

除了除垢、卸粧時需使用化粧棉外，大部分都利用手、手指來進行。因此，如何巧妙的運用手和手指，就成為迅速去除斑點的關鍵了。

如一二八頁所述，手具有不可思議的力量。了解手指的性質和各種的使用方法之後，儘早熟練運用此護理法。這才是去除斑點、創造美肌的捷徑。

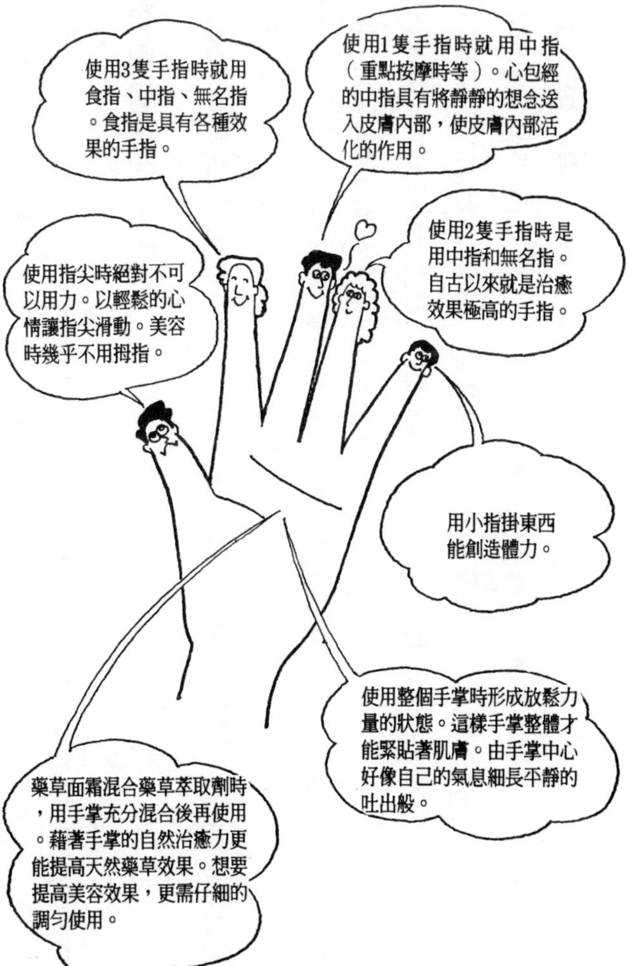
使用3隻手指時就用食指、中指、無名指。食指是具有各種效果的手指。
使用1隻手指時就用中指（重點按摩時等）。心包經的中指具有將靜靜的想念送入皮膚內部，使皮膚內部活化的作用。
使用指尖時絕對不可以用力。以輕鬆的心情讓指尖滑動。美容時幾乎不用拇指。
使用2隻手指時是用中指和無名指。自古以來就是治癒效果極高的手指。
用小指掛東西能創造體力。
使用整個手掌時形成放鬆力量的狀態。這樣手掌整體才能緊貼著肌膚。由手掌中心好像自己的氣息細長平靜的吐出般。
藥草面霜混合藥草萃取劑時，用手掌充分混合後再使用。藉著手掌的自然治癒力更能提高天然藥草效果。想要提高美容效果，更需仔細的調勻使用。

# 按照以下的順序一定能使斑點消失

## ●半年內通過四階段

我曾看過許多斑點消失的例子，令我最感興趣的是，斑點消失時必定會通過一定的階段。與斑點深淺、年齡等無關，幾乎百分之百都以同樣的型態消失。

第一階段，看起來斑點顏色變得更深了。這是因為周圍肌膚的暗沈消除，產生白皙透明感的緣故。因此斑點的輪廓變得清晰了。（圖一）

第二階段，斑點中會看到發白、脫色的部分。甚至有的是呈白線狀。（圖二）

第三階段，白色的部分增大，而斑點部分也逐漸變淡了。（圖三）

最後的第四階段，白色部分增多，斑點變為不定形的小點，最後終於完全消失。雖然有個別差異，但是一般需要半年的時間。（圖四）

## ●百分之百以同樣型態消失，證明了護理效果

斑點消失的順序

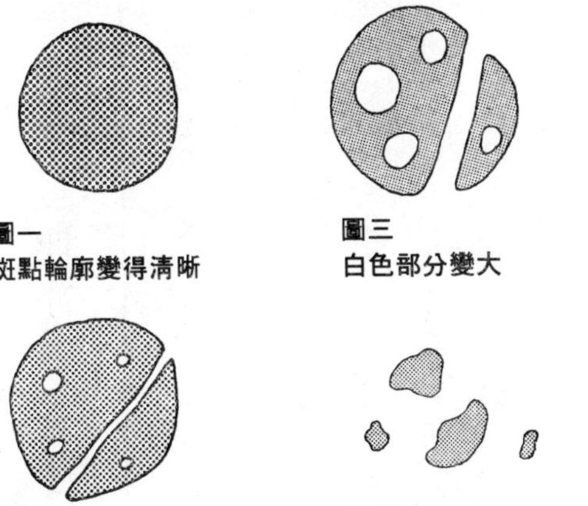

圖一
斑點輪廓變得清晰

圖二
斑點中間出現白色的線條

圖三
白色部分變大

圖四
斑點變成不定型的點

為何會以這種型態消失呢？我並不清楚。

但是可以說的就是，先前所介紹的護理法，具有一定的法則，能對肌膚產生作用。因此，才能夠得到將近百分之百的結果。

那麼對於肌膚產生作用的這種「一定的法則」為何？也許不久之後，就能夠經由現代醫學而了解。

但是，希望各位能以感謝的心，接受這種中國數千年來的傳統美容法的效果。

## 開始護理經過一個月檢查斑點狀態

開始處理斑點，效果如何呢？開始進行肌膚護理，經過一個月後，就需檢查斑點的狀況。妳的斑點①變淡、②不變、③變深（或是範圍擴大），應該會符合其中的一項吧！

假設Ⓐ是**黑色素的產生量**，Ⓑ是**護理後減少的黑色素量**，則：

①、Ⓑ比Ⓐ更大，斑點減少。

②、Ⓐ與Ⓑ相等，斑點維持現狀。

③、Ⓐ比Ⓑ更大，斑點增大。

會出現以上的結果。

①的情形，表示出現了成果，因此當然會抱著希望，繼續護理。在幾個月內，斑點一定會消失。可以說是因為日曬等形成的單純性斑點，並無身心的問題。

但是，如果是②的情形時，有可能是身心的問題所造成的。需要藉著觀肌（參照一〇八

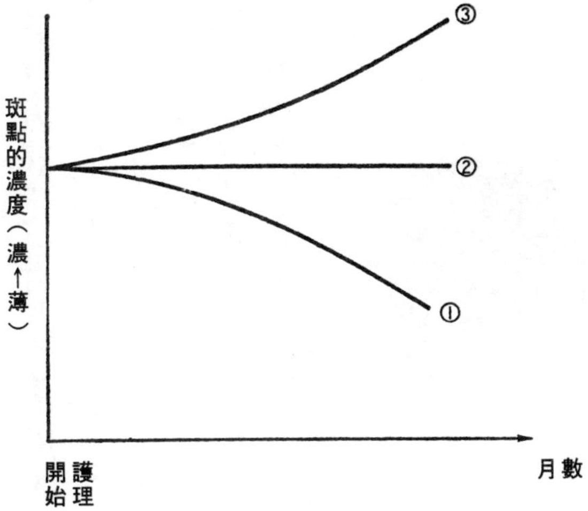


頁）找出隱藏的問題。藉著適當的方法努力消除。

③的情形就有一點嚴重了。可能是未充分實行護理法，或者是在進行護理的同時，卻又一邊製造出形成斑點的新原因。

在反省護理法是否錯誤的同時，也需要藉由觀肌來找出問題點。

此外，斑點變淡到達一定程度後，效果停止、或再度出現變深的情形。這可能是②③的原因。

按照三步驟法，進行適當的護理，一定能去除斑點。所以，不要半途而廢，要仔細的觀察斑點狀態，持續護理。

# 漢方式化粧品所使用的自然素材

## 黑砂糖

所含有的黑糖寡糖，對肌膚具有賦活作用。能夠防止水分蒸發，滋潤肌膚。

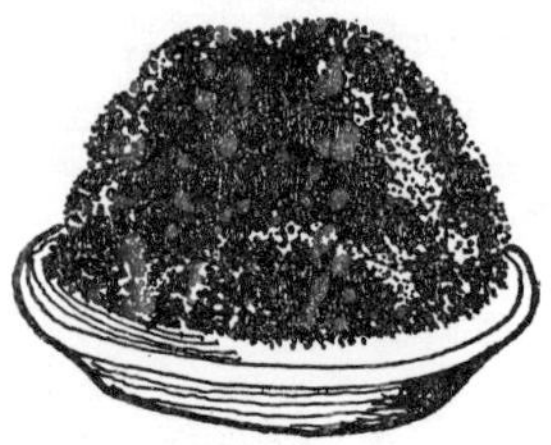

## 紫雲英蜂蜜

糖能防止水分蒸發，保持滋潤。在古埃及和希臘時代就當成化粧品，受人喜愛。中國的『本草綱目』中，記載它有去除雀斑的作用。

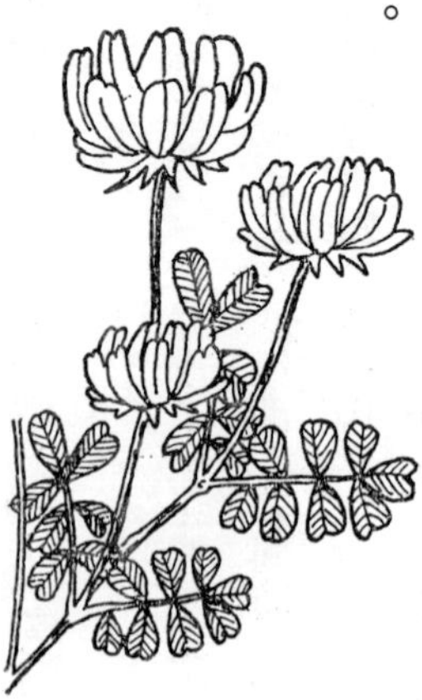

## 甘草

具有保水、保濕作用。能使肌膚柔軟。主要使用其根部。主要成分是甘草甜素，具有消炎、抗過敏作用。也被利用為頭髮用品。

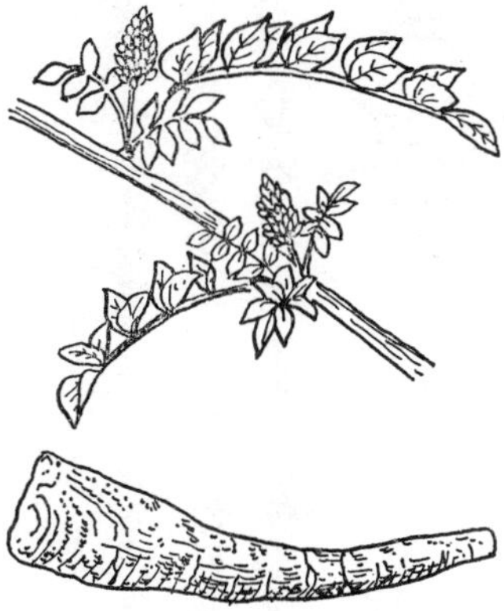

## 黃柏

具有消炎作用，能夠抑制發熱的症狀。含有粒液狀成分，能緩和刺激，並有使肌膚柔軟的作用。

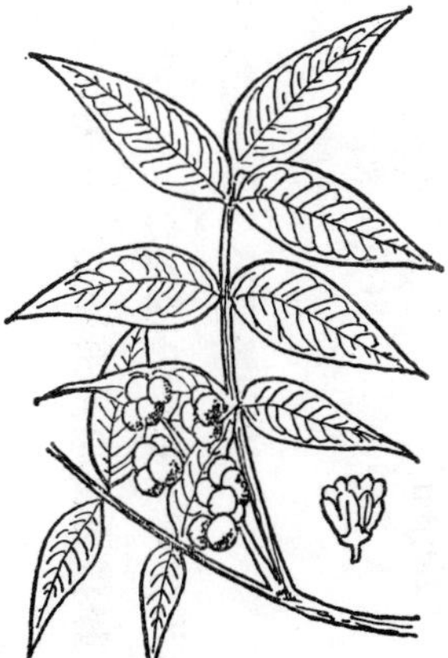

## 紫根

使用其根部。主要成分的紫草素能對微血管產生作用，促進傷口的復原。做成軟膏，當成燙傷、割傷藥使用。也可以製成口服的解毒劑。

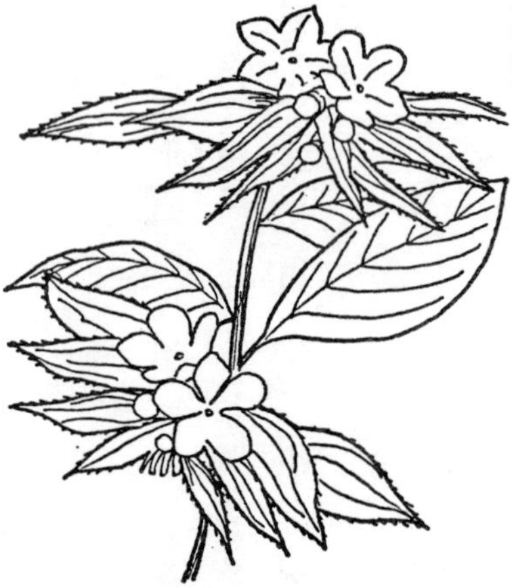

## 當歸

具有阻礙與黑色素生成有關的酵素，酪氨酸酶的作用。有效防止斑點、雀斑的產生。抑制皮脂分泌，使肌膚柔軟。

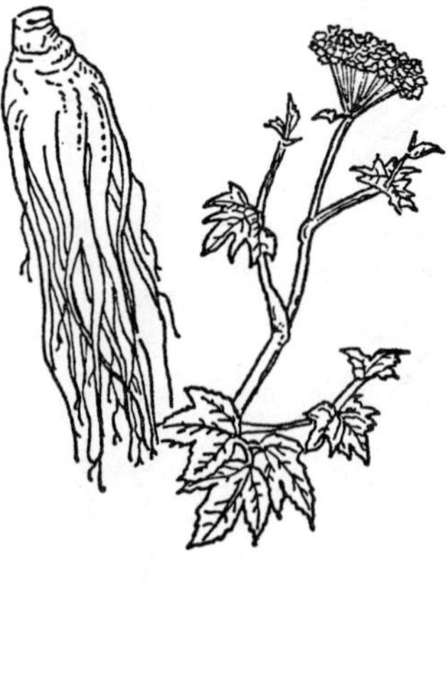

## 米糠

主要成分之一的穀維素，具有吸收紫外線作用，並對日曬引起的紅斑有抑制作用，以及對酪氨酸酶的阻礙效用。日本自古以來的美肌化粧品。

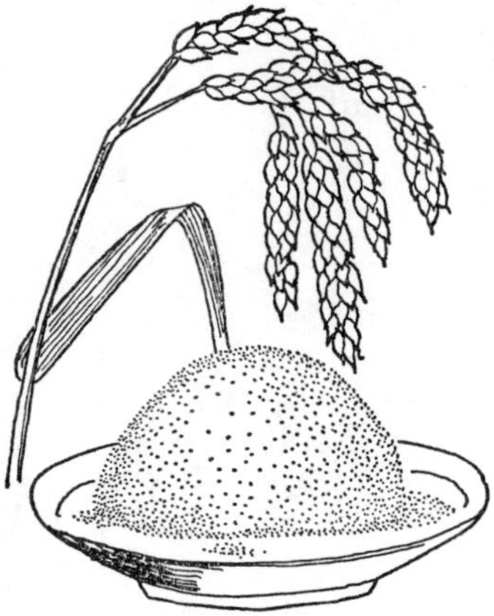

## 蜜蠟

取自蜂巢的無臭蠟。具有粘性，是製造面霜、口紅時所使用的原料。有歐洲產、東方產之分，以東方產的品質較佳。

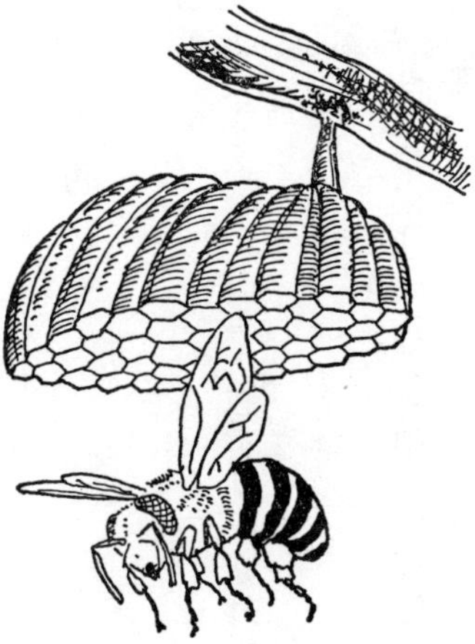

## 對斑點有效的化粧品用的藥草

### 東方使用的物質

**薏苡仁**

就是薏米。自古以來是創造美肌的生藥，煎煮飲用後能去除疣。

**菟絲子**

牽牛花科菟絲花的種子。對雀斑、面皰有效。被當成不孕症的處方藥。

**茺蔚子**

紫蘇科益母草的種子。能增添臉部光澤。

### 西方使用的物質

**七葉樹**

果實中含皂角苷等，具有防止紫外線的效果。

**胡蘿蔔**

β胡蘿蔔素能防止紫外線，以及促進皮膚化謝。

**白石合**

百合根含的醣類氨基酸，能使皮膚柔軟。

**錦葵**

錦葵花中所含的粘液等，能促進代謝，使皮膚滋潤。

# 第六章

# 男性的斑點增加了

# 最近男性的斑點諮詢增加了

## ●打高爾夫與釣魚曬傷形成斑點

斑點的困擾，一直被認為是女性的專利。但是最近有些男性，會來找我諮詢去除斑點的問題。詢問之下，原來因假日打高爾夫球、釣魚曬傷了，因此形成斑點。和女性一樣，斑點很容易受到日光中紫外線的影響。

仔細想一想，男性曬太陽的時間較少。女性曬衣服、購物等，日常生活中曬太陽的機會較多。而男性白天時間，幾乎都待在辦公室。很多男性的肌膚不習慣陽光，因此，對紫外線的抵抗力較弱。

這些男性，偶爾在假日，因熱衷於打高爾夫球或釣魚，一整天曬太陽，像這樣當然容易出現斑點了。

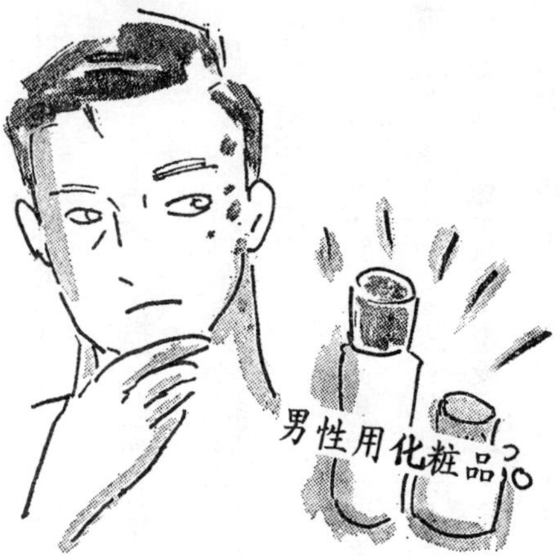


## ●男性化粧品也是原因之一

女性打高爾夫球時，一定會塗抹防曬面霜或粉底。而在詢問這些男性後，發現他們幾乎沒有使用任何防曬對策。只是戴著帽子罷了。

最近所有的男性在洗臉後，都會塗抹化粧品。擦上面霜、乳液後，如果曬到紫外線比未使用化粧品的肌膚，更容易產生斑點。如前所述，乳液和面霜的油分，會造成斑點。

過去，男性的斑點指「爺爺的斑點」，但是隨著生活形態的改變，三十幾歲就出現斑點的人，並不在少數。

# 發現斑點可能是肝臟失調

## ●倦怠、食慾不振的症狀是肝臟疲累的現象

內臟等的失調，會以各種形態出現在肌膚上。因此「肌膚是內臟的鏡子」。而對男性斑點而言，更是如此。

來找我商談斑點問題的男性，雖然身體並無不適，但是，大多有容易疲勞、倦怠、食慾不振等的自覺症狀。這是因為內臟疲勞，尤其以肝臟功能減弱的情形最多。檢查肝功能時，發現大多數人都有異常現象出現。這可以說是一種危險信號。

肝臟在內臟中是最大的臟器，進行營養素的合成與貯藏、有毒物質的解毒作用、血液的分配調整和成分調整等，如同體內生化工廠的作用。但是，當肝臟功能減弱時，身體各處產生失調……肌膚乾燥缺乏滋潤，整體發黑形成斑點。如果功能又再度減弱時，不只是肌膚，

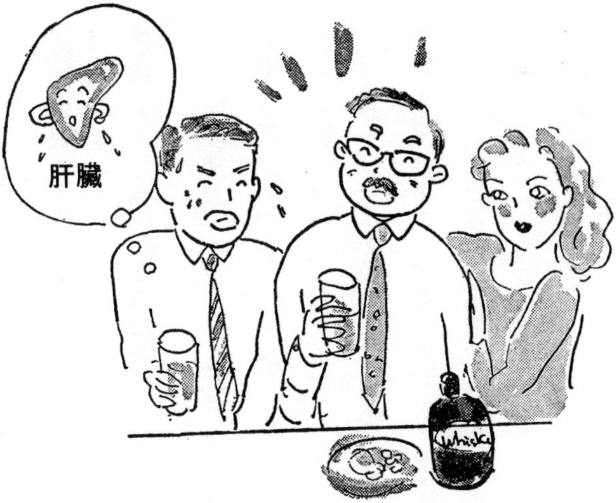


甚至眼白部分都會泛黃，出現黃疸現象。

因此，最近如果感覺身體倦怠，斑點出現，這可能是肝臟疲累。斑點，可能就是肝臟發出的警告信號。

## ●飲酒過度導致肝臟失調

肝臟受損的原因，是飲酒過度。處理酒精的工作，是由肝臟來負擔。當大量飲酒時，肝臟的負擔極大。但是男性因為工作上的應酬，雖知道飲酒對身體不好，但卻無法停止。

最近，病毒性肝臟毛病持續增加。

另外一方面，有「沈默的臟器」之稱的肝臟，雖然情況有一點惡化，也很難出現症狀。

如果已有斑點出現，即表示對肝臟已經造成極大的負擔。斑點形成時，絕對不要再為自己找藉口說「工作上應酬是必要的」，而大量飲酒了。

## ●壓力也會損害肝臟

大家都知道，胃腸、心臟容易受到壓力影響，而肝臟也會因為壓力，而使得機能減退，這是最近得知的事實。肝臟的能耐極大。正常時，就算承受一點壓力，也會有反彈能力。但是，衰弱的肝臟，可能會因壓力，而使病情惡化。

肝臟一旦惡化就很難復原。嚴重時，不進行適當的治療，可能會形成肝硬化，甚至導致死亡。當出現斑點的這種危險信號時，要趕緊趁此機會消除壓力。

有些人因為性格的緣故，容易受到壓力的影響。

●工作認真、注重秩序。
●完美主義。
●不喜歡爭強鬥狠，通常會忍受屈辱。

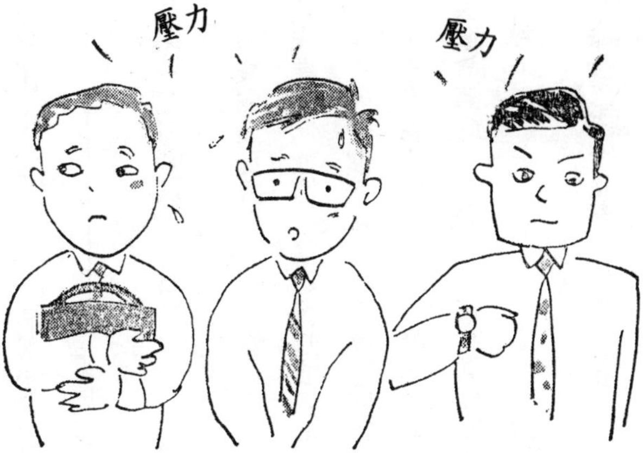


●對他人的請求無法說「不」。

●經常擔心他人的想法。

擁有這些性格的人，容易造成壓力的積存。任何事都必須配合自己的步調來進行較好。

## ●藥物會增加肝臟的負擔

任意服用腸胃藥、安眠藥，會增加肝臟的負擔。因為肝臟是處理藥物的臟器。

濫用藥物，可能會引發藥物性肝炎等肝功能障礙……。

經常使用腸胃藥而形成斑點時，就必須要考慮到這個問題了。

## 改正生活惡習消除斑點

### ●一週二日的休肝日

肝臟衰弱而造成斑點的男性，只要斷除對肝臟有害的生活惡習，斑點自然就會消除。

首先要控制飲酒。當然暫時戒酒是最好，如果做不到時，至少一週要設定二日不喝酒的休肝日。一天的飲酒量，以微醺程度較適宜。一般日本酒三六〇ml（二壺）以下、啤酒二大瓶以下、威士忌雙份二杯以下較適宜。

喜歡飲酒的人，通常會藉酒來消除壓力。所以與其勉強戒酒，還不如喝少量的酒，享受飲酒之樂。

### ●早睡早起注意一日三餐

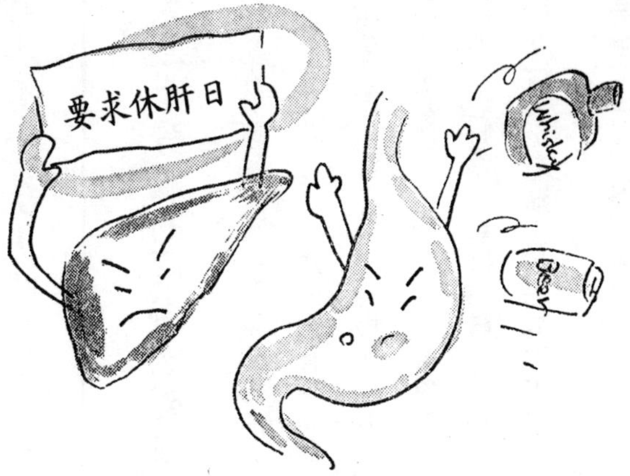


要去除斑點，當然要過著健康的生活。但是，一般出現斑點的男性，很少能做到早睡早起，以及一日進食三餐。

熬夜、睡眠不足使壓力積存，和因宵夜而捨棄早餐的飲食生活，會增加胃腸與肝臟的負擔。因為不規律的生活，在不知不覺中創造出不健康的身體，而形成斑點。

不規律的生活本身，對身體而言也是一種壓力。

斑點出現時，要檢點自己每天的生活，找出不健康的原因在哪裡？

也許過著「理所當然的正常生活」，斑點就會變淡了。

# 利用泡澡法去除積存在體內的「毒」使斑點變淡

## ●一天三十分鐘的腰浴法有效

男性要去除斑點，可以利用前述所介紹的三十九度C的腰浴法，效果非常好。腰浴是只浸泡下半身。藉著三十分鐘的出汗，將體內積存的老廢物排出的泡澡法。

腰浴法流出的汗，與三溫暖、運動所出的汗有點不同，其中含有許多體內所不需要的物質。其證明就是腰浴之後的水，非常的臭。因人而異，有的人在腰浴後，甚至會長面皰或腫疱。這是因為老廢物大量排出體外，是身體要恢復原有健康時，暫時形成的症狀。

持續進行後，漸漸的就能恢復光滑肌膚，斑點也消失了。

## ●提高腰浴效果的藥草

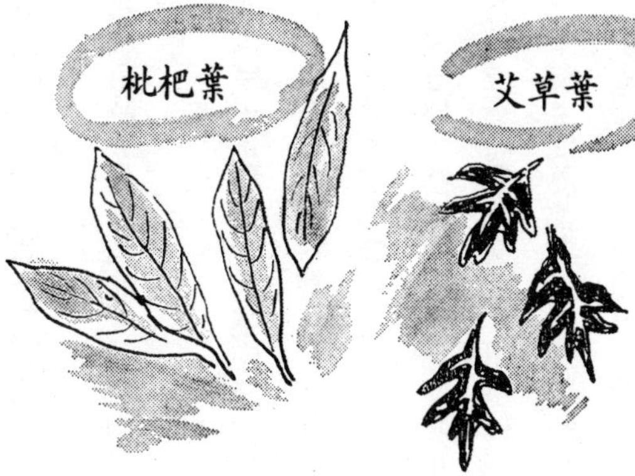


進行腰浴時，加入促進身體代謝機能的藥草，更能提高排出老廢物的效果。

**艾草**

因為草餅，而為大家所熟知，具有特殊香味的菊科多年生草。

採摘後，放在太陽下曬一天。在中鍋中燒水，沸騰後，將已裝入一把艾草的紗布袋，放入鍋中煮。煮沸之後，一起倒入洗澡水中。

**枇杷葉**

使用深綠色的老葉。

摘下的葉子，將五～六片的葉子，用剪刀剪成適當的大小，然後放入紗布袋中，放入水中再將水煮滾。

藥草當成泡澡材料時，原則上「生的加入水中煮滾，乾的水煮開後再放入煮」。

## ●腰浴時按摩頸部並扭轉腳脖子

利用腰浴時，做促進血液循環的頸部按摩與腳脖子的扭轉。這樣能調整體調，間接使斑點變淡。

頸部按摩，是利用右手掌中央抵在喉結上方，然後手滑向頸部後方。手掌中央滑到後頸中央為止，這時放鬆肩、臂、手和頸的力量，頭向前垂下。右手進行五十次，左手進行五十次。共進行四套。這種頸部按摩，能刺激甲狀腺、促進荷爾蒙的分泌、使頭部血液循環順暢、唾液分泌旺盛、防止肩部痠痛、防止壓力，也具有防止頸部皺紋的效果。

扭轉腳脖子時雙腳交疊，用手握住腳的前端，然後慢慢的轉動腳脖子。往右轉三十次，往左轉三十次。雙腳都要進行。腳脖子的轉動範圍增大，藉此能治療骨盤脫臼。

進行腰浴時，出汗而覺得口渴時，可以喝茶或開水。不要離開浴缸去喝水，最好一邊進行腰浴一邊喝。

## 頸部按摩的方法

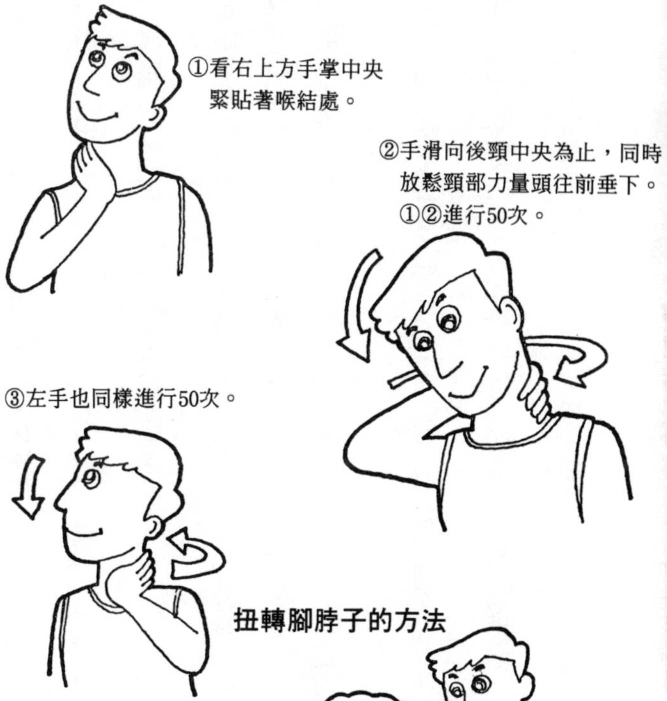
①看右上方手掌中央
緊貼著喉結處。
②手滑向後頸中央為止，同時
放鬆頸部力量頭往前垂下。
①②進行50次。
③左手也同樣進行50次。

## 扭轉腳脖子的方法

用手握住腳前端，慢慢的在
可動範圍內不斷的扭轉，
往右轉、往左轉各30次。

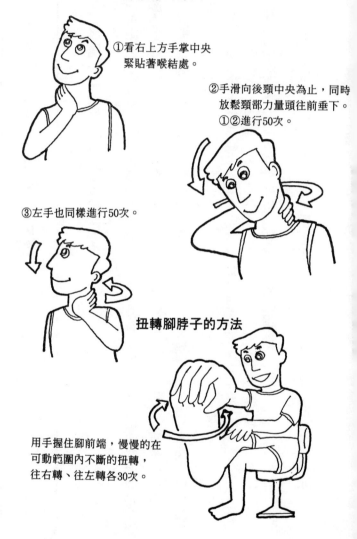

# 改善體調消除斑點的食物

## ●一日攝取四百公克的黃綠色蔬菜

黃綠色蔬菜含有豐富的維他命與礦物質，同時還含有很多能夠調整腸內狀況的食物纖維。營養學者川島四郎先生，認為每天攝取四百公克最理想。如果不夠，會使體調惡化。

詢問有斑點男性的飲食狀況，確實發現有蔬菜攝取不足的情形，尤其是缺少深色蔬菜。外食較多是原因之一。

外食的菜單中幾乎都缺少蔬菜。因此，必須藉由家庭料理來補充。

## ●利用輔助食品消除黃綠色蔬菜不足的現象

無法大量攝取黃綠色蔬菜，而想儘快去除斑點的人，可以利用輔助食品來補充。

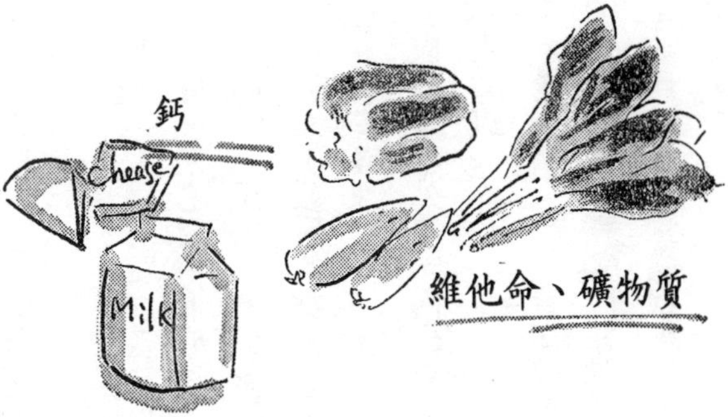


市面上有很多代替蔬菜的輔助食品，建議各位使用能夠保有黃綠色蔬菜本有的自然營養平衡的製品。

當然維他命和礦物質均衡的攝取也有效。

## ●充分攝取鈣

鈣是國人容易缺乏的營養素之一。因為國內的土壤中，鈣質含量很少。喜歡喝牛奶、吃乳酪的人沒有問題。

如果不常攝取這些食品者，可以利用輔助食品。

鈣缺乏時，會形成焦躁狀態，提高壓力。有壓力的人，要多攝取一些。

## 斑點、雀斑、黑痣的不同

**斑點**（肝斑）
・在顏面左右對稱形成。
・淡褐色～褐色，大小多為指甲般大。
・最近二十歲層的女性也會出現。有時男性臉上也看得到。
・原因是紫外線、內分泌的失調等。

**雀斑**（雀卵斑）
・在臉、肩、手、背部較容易形成。
・為直徑數公釐略帶方型的褐色斑點。
・女性較多，三歲就可能出現，到青春期最明顯。
・具有容易遺傳的體質、皮膚白皙者較容易形成。
・因為紫外線的影響，夏天會變深，冬天較不明顯。

**黑痣**（黑子）
・全身任何部位都可能出現。
・直徑最大到五㎜為止，為黑褐色～黑色。
・女性、男性都會出現，幼兒期發生、成人期增加。
・與陽光中的紫外線無關，會漸漸增加。

# 第七章

# 避免去除的斑點再出現的生活法

## 不要製造新的斑點

關於已經形成的斑點的護理法，在第五章中已經詳細敍述過了。剩下的問題只有一個，就是日常生活中，要防止新斑點的發生。即使再怎麽樣護理、去除斑點，如果新的斑點發生的話，也沒有任何意義了。

如果不希望斑點再出現的人，以下的事項，絕對不可以忘記。

●皮膚中每天都會產生黑色素。
●黑色素異常發生形成斑點。
●稍不留意黑色素就會異常發生。

其證明就是形成斑點的人，幾乎沒有人留意過任何形成斑點的原因。亦即都是在自己不知不覺中，就造成黑色素的異常發生了。

●使黑色素發生異常的主要原因有六：

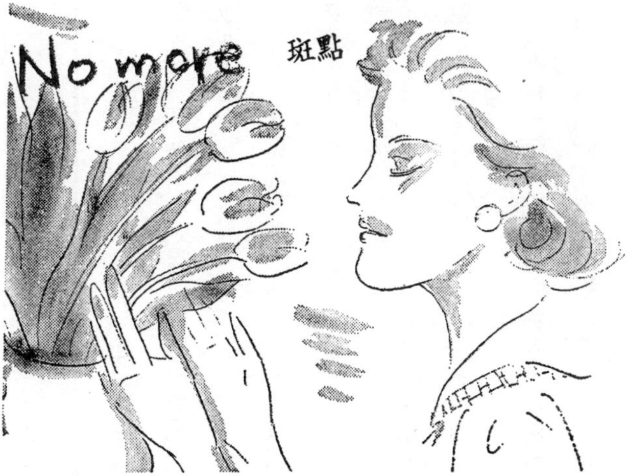


①照射紫外線。
②荷爾蒙失調。
③壓力。
④藥害（降壓劑、抗生素、避孕藥等）。
⑤便秘。
⑥經常使用面霜、乳液等。

經常留意以上的事項。日常生活中不要做一些讓斑點發生的事。

最困難的是身心的管理，在此為各位介紹任何人都能進行的「觀肌」這種自我診斷法。作法在次頁為各位介紹。務必請各位勵行，才能幫助健康。利用三步驟法持續護理，斑點就能消除，而且不會再發生了。

## 利用觀肌管理健康狀態

一般而言，肌膚的困擾都會受到身心問題的影響，尤其像斑點、面皰、過敏症等，所承受的影響更大。所以，自己肌膚的斑點很難痊癒，每當照鏡子時都會感到很難過，為自己的肌膚而煩惱。

但是，就算避開鏡子不去看它，也不能解決問題。斑點和肌膚的狀態，每天都不一樣，要仔細觀察肌膚，這樣自己也能瞭解問題點。像這樣的觀察肌膚狀態和臉色，掌握當時身心狀態，就是所謂的「觀肌」。

### ●每天早上照鏡子時做臉部檢點

日本有一位種玫瑰花的名人，當記者問他種玫瑰花的秘訣時，他說「秘訣就是每天早上必須面對每一朵玫瑰花，對它們打招呼說『早安』」，不論下雨天，或是冷風颼颼的日子，

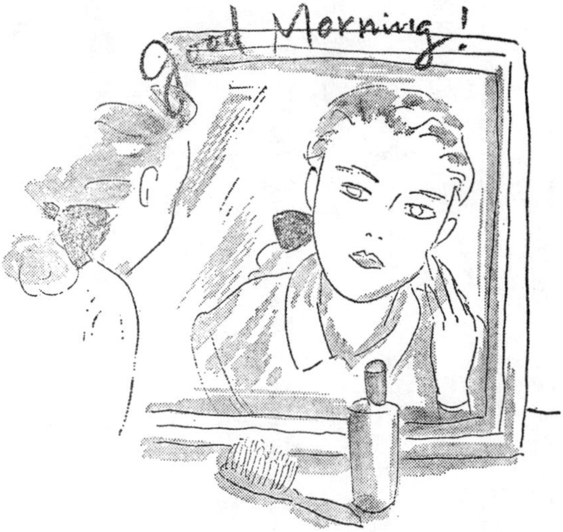


一定會每天觀察每一朵玫瑰的樣子，這並不是一種義務，也不是因為想要成為一位名人而這麼做。而是因為覺得玫瑰可愛得不得了，因此，早上一醒來就想看玫瑰。

在觀察時對玫瑰的一切都能明瞭，而能給予玫瑰所需要的照顧。總之，「種玫瑰的秘訣，全都是從玫瑰那兒得到的」。

如果將「玫瑰」這兩個字，換成「肌膚」，就是「觀肌」的主要意義。每天早上對鏡中的自己說「早安」，觀察當天的斑點狀態和肌膚的顏色。

這樣就能知道「今天臉色不好」、「額頭周圍發黑」、「斑點稍微變深了」等等，如此就能大致瞭解當天肌膚的狀態。持續進行後，自然就能診斷出身心的困擾，對肌膚所造成的影響。

## ●觀肌的方法

觀肌要以下面的方法進行：

①每天早上洗臉後，在亮的地方照鏡子十秒鐘，養成說「早安」的習慣。

②持續進行一個月以後，就能自然的感受到斑點、發黑、面皰等困擾，以及肌膚的顏色和狀態的變化。

③感覺問題嚴重時，就必須考慮到體調、生活、飲食、睡眠、使用的化粧品等，與平常是否不同。

④精神面的變化，包括是否焦躁、有擔心的事情等，都必須要考慮。

反覆進行時，就知道自己在何種狀態時，臉色會產生變化，或者是臉的那個部分會發生問題了。找出原因以後，就要實行消除原因的適當健康法和護理法。

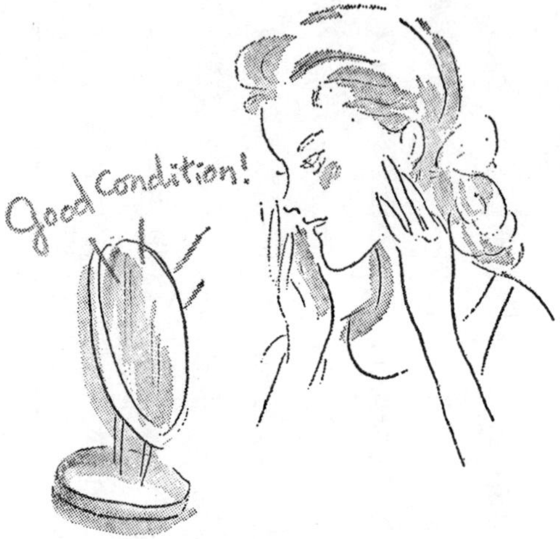


## ●觀肌是預防醫學的原點

這可以說是對健康的一種自我管理法。有斑點的人，藉此可以儘早去除斑點。已經痊癒者，為避免再形成斑點，也必須要由肌膚的狀態來管理健康。

最近西方醫學也開始重視「預防醫學」。所謂「等到生病時已經太遲了，在生病之前，就必須要加以處理」。

觀肌可說是這種預防醫學的原點。

## 觀察臉色是任何人都能做的健康診斷法

觀肌，就是每天觀察肌膚，以了解身心的健康狀態。觀察肌膚，就是觀察它的顏色和狀態，實際上，肌膚到底會產生何種變化呢？東方醫學，自古以來就認為肌膚與疾病有關，為各位介紹幾種說法。首先請參閱左頁插圖。

**額**　額頭整體泛黃時，表示要注意糖尿病和胃痙攣的問題。中央部的髮際處發紅，則要注意高血壓、腦中風。

**鼻子**　兩眉間顏色泛白，或者變得粗糙時，表示喉嚨較弱。此外，兩側出現紅點時，是心臟病的徵兆。鼻子整體為茶褐色時，是便秘的影響。

**兩頰**　眼頭側面為藍黑色，表示肝臟、膽囊功能不良。眼頭下方附近發黑，必須注意子宮、卵巢的疾病。

**口**　鼻下出現小的、紅色、硬的瘡皰時，必須注意子宮的問題。

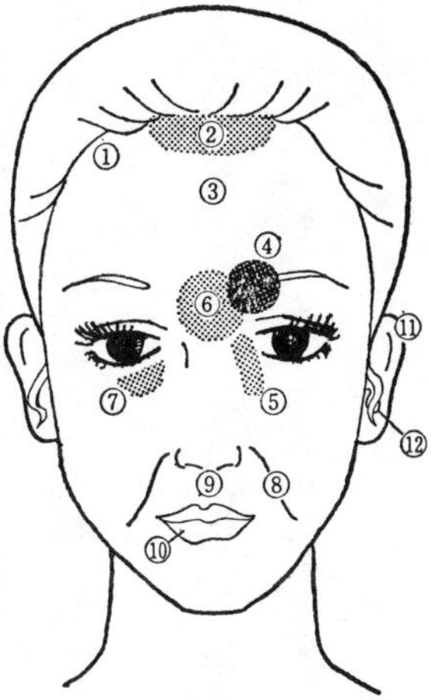
①額頭整體泛黃時，必須注意糖尿病或胃痙攣。
②此處發紅要注意高血壓、腦中風。
③出現縱條紋必需注意心臟或胃。
④出現紅點時要注意心臟。
⑤呈現藍黑色時表示肝臟、膽囊功能不良。
⑥顏色泛白或者變得粗糙時必須注意喉嚨。一般而言鼻根較低、較狹窄的人喉嚨較弱。
⑦發黑時表示子宮、卵巢不好。
⑧法令紋的顏色變成土色時，注意腳氣、坐骨神經痛。
⑨女性出現小的、紅色、硬的瘡皰時，要注意子宮。
⑩出現割傷般的紅色條紋時，注意痔瘡。
⑪顏色枯槁時，必須注意腎臟。
⑫無光澤呈現紅色時，要注意腦充血。

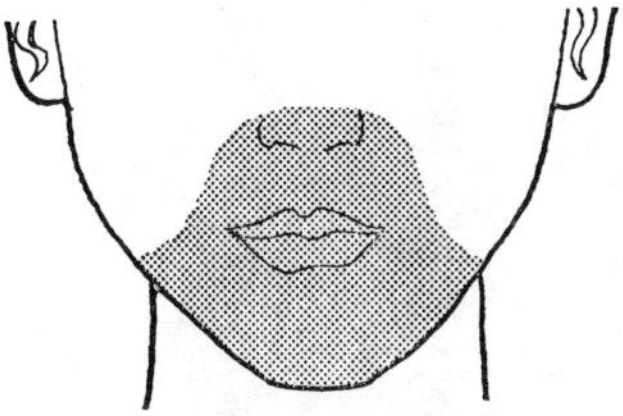

出現淡墨時，要注意腰冷、神經痛、肩部痠痛。

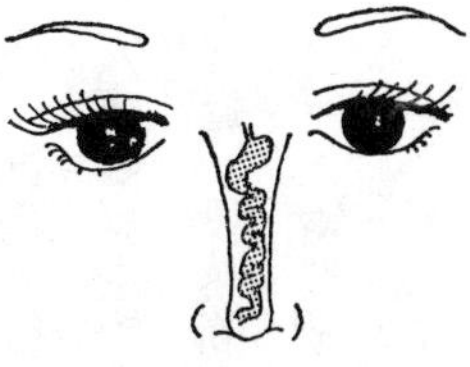

鼻子上方表示胃、腸，呈現茶褐色時，是便秘的證明。

此外，嘴部周圍呈淡墨色時，可能有腰發冷、神經痛、肩部痠痛。

## ●臉色表現內臟的能量狀態

外行人能夠簡單分辨的就是臉色。如果帶有光澤，表示體調順暢。發青時，就可能生病，或是害怕。如果眼部周圍發黑，則表示疲倦。

臉色是什麼呢？東方醫學認為，身體五臟六腑所具有的精力所剩餘的部分，也就是餘精表現於外成光，而呈「色」表現在表面。

這個餘精若不出現在表面，而積存在內，其狀態就成為「氣」，藉此來加以區別。

換言之，「臉色」的「色」，表示已經顯現出來的症狀。而「氣」則是今後可能發生的事項之前兆。看相的人，會觀「氣色」，了解其人的氣，而預測此人將要發生的事項。

看相的人，據說能藉由觀察放在白盤上的蛋黃，訓練能否掌握經過一段時間中顏色、狀態所產生的變化。如果能夠瞭解的人，就能成為一位好的觀相家。外行人當然做不到。但是，如果每天持續觀肌，也能藉此瞭解很多事情。

## ●臉色的變化即使外行人也能瞭解

臉色，尤其是眼睛和眼睛的周圍、臉頰及其周圍、嘴唇與其周邊，經常會出現特徵。臉部內的血液流動，會成為臉色，而傳達出各種信息。

例如，悲傷哭泣時，眼睛會充血。害羞時臉頰會呈現粉紅色。感到恐懼時，嘴唇會呈紫白色。

當疲勞積聚時，整體浮腫缺乏光澤。精神異常時，眼球和眼緣的顏色、動作、唇色、嘴的周圍等處，都能觀察出一些事情。

眼緣帶有粉紅色、嘴唇濕潤、嘴周邊純淨、顴骨（臉頰上部）、鼻子沒有發黑時，可以判斷為健康。此外，臉色美麗，但是淡黃色、沒有光澤時，可能是貧血。據說健康肌色的基準，只要看手指。平常只要觀手指間蹼狀部分，就能知道了。

這種觀肌法，在斑點原因複雜不易掌握時，就可利用。此外，與去除斑點的護理法併用時，能使斑點迅速去除。

# 本著愛心接觸斑點

人是自私的，斑點形成時，可能會憎恨肌膚。但是，如果肌膚能說話，它一定會說「斑點不是我所製造，是妳形成的」。因為不小心曬到太陽，或不健康的生活，導致斑點的形成。而真正受害者，是形成斑點的「肌膚」。

如果憎恨斑點，每天都很擔心。這樣斑點絕對無法消除。不要怨恨，反而應該認為「斑點告知我的生活出現錯誤，實在很感謝！」用這種感謝的心，就能治癒。

雖然熱心的護理斑點，可是如果是自私、任性、強烈自我主義的人、平常較容易擔心、容易發怒者，具有這些性格的人，也很難痊癒。

相反的，心胸寬闊、較能接受他人意見、會相信他人的人，能迅速痊癒。

切記，斑點形成的原因全都在於自己，同時擁有「真對不起，我一定要好好的照顧你，以彌補我的罪過」的心情來處理斑點。這點非常重要。

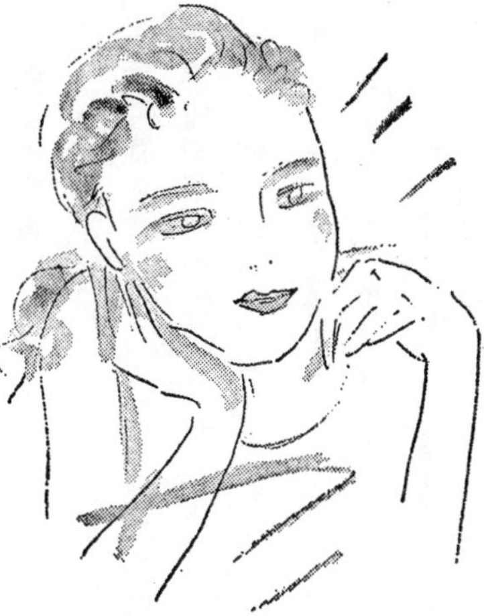

## ●斑點具有這樣的作用

即使是斑點，東方醫學的自然觀認為「上天給予的東西，沒有任何一項是無用的」。小小的斑點，對妳而言也有重要的作用。只要治好斑點，就能得到健康。

不要把斑點視為「美容的大敵」，要把它當成身心的警告信號，要經常與它說話，每天過著情緒穩定的生活。

當斑點消失後，也不要忘記說「謝謝！」表示感謝之心。這樣子應該就不會再有斑點的煩惱了。

## 楊貴妃是最早的自然肌膚美人!?

楊貴妃的時代（日本是奈良時代），並不流行化濃妝，因此，她是一位具有美麗自然肌膚的女性。

在書中記載「自認美艷，不施脂粉，經常素面朝至尊」，就是說她幾乎不化妝就去見皇帝。而以此為契機，從此開始流行重視自然肌膚美的化妝法。

**楊貴妃所使用的化妝品**

〈**紫根**〉紫草根，是貴重的腸胃藥和皮膚病藥。

〈**紅花**〉菊科植物，其種子可取得高級的亞油酸脂肪油。亞油酸能防止皮膚的角質化，具有防止老化的效果。

〈**人參油**〉取自人參根部的植物油。是一種漢方藥。

〈**葉綠素**〉植物葉中含有多量的葉綠素，具有重建新皮膚的作用。

〈**荔枝**〉有關楊貴妃的傳說就是喜歡吃荔枝。據說她甚至命令人快馬加鞭送來新鮮荔枝。這不只是嗜好而已，事實上這也是創造美肌的重要食物。

# 大展出版社有限公司 圖書目錄

地址：台北市北投區11204
致遠一路二段12巷1號
郵撥： 0166955～1
電話：(02)8236031
8236033
傳眞：(02)8272069

## ・法律專欄連載・電腦編號 58

台大法學院 法律學系／策劃
法律服務社／編著

| | |
|---|---|
| ①別讓您的權利睡著了[1] | 200元 |
| ②別讓您的權利睡著了[2] | 200元 |

## ・秘傳占卜系列・電腦編號 14

| | | |
|---|---|---|
| ①手相術 | 淺野八郎著 | 150元 |
| ②人相術 | 淺野八郎著 | 150元 |
| ③西洋占星術 | 淺野八郎著 | 150元 |
| ④中國神奇占卜 | 淺野八郎著 | 150元 |
| ⑤夢判斷 | 淺野八郎著 | 150元 |
| ⑥前世、來世占卜 | 淺野八郎著 | 150元 |
| ⑦法國式血型學 | 淺野八郎著 | 150元 |
| ⑧靈感、符咒學 | 淺野八郎著 | 150元 |
| ⑨紙牌占卜學 | 淺野八郎著 | 150元 |
| ⑩ＥＳＰ超能力占卜 | 淺野八郎著 | 150元 |
| ⑪猶太數的秘術 | 淺野八郎著 | 150元 |
| ⑫新心理測驗 | 淺野八郎著 | 160元 |
| ⑬塔羅牌預言秘法 | 淺野八郎著 | 元 |

## ・趣味心理講座・電腦編號 15

| | | | |
|---|---|---|---|
| ①性格測驗１ | 探索男與女 | 淺野八郎著 | 140元 |
| ②性格測驗２ | 透視人心奧秘 | 淺野八郎著 | 140元 |
| ③性格測驗３ | 發現陌生的自己 | 淺野八郎著 | 140元 |
| ④性格測驗４ | 發現你的真面目 | 淺野八郎著 | 140元 |
| ⑤性格測驗５ | 讓你們吃驚 | 淺野八郎著 | 140元 |
| ⑥性格測驗６ | 洞穿心理盲點 | 淺野八郎著 | 140元 |
| ⑦性格測驗７ | 探索對方心理 | 淺野八郎著 | 140元 |
| ⑧性格測驗８ | 由吃認識自己 | 淺野八郎著 | 140元 |

| | | | |
|---|---|---|---|
| ⑨性格測驗9　戀愛知多少 | | 淺野八郎著 | 160元 |
| ⑩性格測驗10　由裝扮瞭解人心 | | 淺野八郎著 | 140元 |
| ⑪性格測驗11　敲開內心玄機 | | 淺野八郎著 | 140元 |
| ⑫性格測驗12　透視你的未來 | | 淺野八郎著 | 140元 |
| ⑬血型與你的一生 | | 淺野八郎著 | 160元 |
| ⑭趣味推理遊戲 | | 淺野八郎著 | 160元 |
| ⑮行爲語言解析 | | 淺野八郎著 | 160元 |

## ・婦 幼 天 地・電腦編號 16

| | | |
|---|---|---|
| ①八萬人減肥成果 | 黃靜香譯 | 180元 |
| ②三分鐘減肥體操 | 楊鴻儒譯 | 150元 |
| ③窈窕淑女美髮秘訣 | 柯素娥譯 | 130元 |
| ④使妳更迷人 | 成　玉譯 | 130元 |
| ⑤女性的更年期 | 官舒妍編譯 | 160元 |
| ⑥胎內育兒法 | 李玉瓊編譯 | 150元 |
| ⑦早產兒袋鼠式護理 | 唐岱蘭譯 | 200元 |
| ⑧初次懷孕與生產 | 婦幼天地編譯組 | 180元 |
| ⑨初次育兒12個月 | 婦幼天地編譯組 | 180元 |
| ⑩斷乳食與幼兒食 | 婦幼天地編譯組 | 180元 |
| ⑪培養幼兒能力與性向 | 婦幼天地編譯組 | 180元 |
| ⑫培養幼兒創造力的玩具與遊戲 | 婦幼天地編譯組 | 180元 |
| ⑬幼兒的症狀與疾病 | 婦幼天地編譯組 | 180元 |
| ⑭腿部苗條健美法 | 婦幼天地編譯組 | 180元 |
| ⑮女性腰痛別忽視 | 婦幼天地編譯組 | 150元 |
| ⑯舒展身心體操術 | 李玉瓊編譯 | 130元 |
| ⑰三分鐘臉部體操 | 趙薇妮著 | 160元 |
| ⑱生動的笑容表情術 | 趙薇妮著 | 160元 |
| ⑲心曠神怡減肥法 | 川津祐介著 | 130元 |
| ⑳內衣使妳更美麗 | 陳玄茹譯 | 130元 |
| ㉑瑜伽美姿美容 | 黃靜香編著 | 150元 |
| ㉒高雅女性裝扮學 | 陳珮玲譯 | 180元 |
| ㉓蠶糞肌膚美顏法 | 坂梨秀子著 | 160元 |
| ㉔認識妳的身體 | 李玉瓊譯 | 160元 |
| ㉕產後恢復苗條體態 | 居理安・芙萊喬著 | 200元 |
| ㉖正確護髮美容法 | 山崎伊久江著 | 180元 |
| ㉗安琪拉美姿養生學 | 安琪拉蘭斯博瑞著 | 180元 |
| ㉘女體性醫學剖析 | 增田豐著 | 220元 |
| ㉙懷孕與生產剖析 | 岡部綾子著 | 180元 |
| ㉚斷奶後的健康育兒 | 東城百合子著 | 220元 |
| ㉛引出孩子幹勁的責罵藝術 | 多湖輝著 | 170元 |

| | | |
|---|---|---|
| ㉜培養孩子獨立的藝術 | 多湖輝著 | 170元 |
| ㉝子宮肌瘤與卵巢囊腫 | 陳秀琳編著 | 180元 |
| ㉞下半身減肥法 | 納他夏・史達賓著 | 180元 |
| ㉟女性自然美容法 | 吳雅菁編著 | 180元 |
| ㊱再也不發胖 | 池園悅太郎著 | 170元 |
| ㊲生男生女控制術 | 中垣勝裕著 | 220元 |
| ㊳使妳的肌膚更亮麗 | 楊　皓編著 | 170元 |
| ㊴臉部輪廓變美 | 芝崎義夫著 | 180元 |
| ㊵斑點、皺紋自己治療 | 高須克彌著 | 180元 |
| ㊶面皰自己治療 | 伊藤雄康著 | 180元 |
| ㊷隨心所欲瘦身冥想法 | 原久子著 | 180元 |
| ㊸胎兒革命 | 鈴木丈織著 | 元 |

## ・青 春 天 地・電腦編號 17

| | | |
|---|---|---|
| ①A血型與星座 | 柯素娥編譯 | 120元 |
| ②B血型與星座 | 柯素娥編譯 | 120元 |
| ③O血型與星座 | 柯素娥編譯 | 120元 |
| ④AB血型與星座 | 柯素娥編譯 | 120元 |
| ⑤青春期性教室 | 呂貴嵐編譯 | 130元 |
| ⑥事半功倍讀書法 | 王毅希編譯 | 150元 |
| ⑦難解數學破題 | 宋釗宜編譯 | 130元 |
| ⑧速算解題技巧 | 宋釗宜編譯 | 130元 |
| ⑨小論文寫作秘訣 | 林顯茂編譯 | 120元 |
| ⑪中學生野外遊戲 | 熊谷康編著 | 120元 |
| ⑫恐怖極短篇 | 柯素娥編譯 | 130元 |
| ⑬恐怖夜話 | 小毛驢編譯 | 130元 |
| ⑭恐怖幽默短篇 | 小毛驢編譯 | 120元 |
| ⑮黑色幽默短篇 | 小毛驢編譯 | 120元 |
| ⑯靈異怪談 | 小毛驢編譯 | 130元 |
| ⑰錯覺遊戲 | 小毛驢編譯 | 130元 |
| ⑱整人遊戲 | 小毛驢編著 | 150元 |
| ⑲有趣的超常識 | 柯素娥編譯 | 130元 |
| ⑳哦！原來如此 | 林慶旺編譯 | 130元 |
| ㉑趣味競賽100種 | 劉名揚編譯 | 120元 |
| ㉒數學謎題入門 | 宋釗宜編譯 | 150元 |
| ㉓數學謎題解析 | 宋釗宜編譯 | 150元 |
| ㉔透視男女心理 | 林慶旺編譯 | 120元 |
| ㉕少女情懷的自白 | 李桂蘭編譯 | 120元 |
| ㉖由兄弟姊妹看命運 | 李玉瓊編譯 | 130元 |
| ㉗趣味的科學魔術 | 林慶旺編譯 | 150元 |

| | | |
|---|---|---|
| ㉘趣味的心理實驗室 | 李燕玲編譯 | 150元 |
| ㉙愛與性心理測驗 | 小毛驢編譯 | 130元 |
| ㉚刑案推理解謎 | 小毛驢編譯 | 130元 |
| ㉛偵探常識推理 | 小毛驢編譯 | 130元 |
| ㉜偵探常識解謎 | 小毛驢編譯 | 130元 |
| ㉝偵探推理遊戲 | 小毛驢編譯 | 130元 |
| ㉞趣味的超魔術 | 廖玉山編著 | 150元 |
| ㉟趣味的珍奇發明 | 柯素娥編著 | 150元 |
| ㊱登山用具與技巧 | 陳瑞菊編著 | 150元 |

## ・健 康 天 地・電腦編號 18

| | | |
|---|---|---|
| ①壓力的預防與治療 | 柯素娥編譯 | 130元 |
| ②超科學氣的魔力 | 柯素娥編譯 | 130元 |
| ③尿療法治病的神奇 | 中尾良一著 | 130元 |
| ④鐵證如山的尿療法奇蹟 | 廖玉山譯 | 120元 |
| ⑤一日斷食健康法 | 葉慈容編譯 | 150元 |
| ⑥胃部強健法 | 陳炳崑譯 | 120元 |
| ⑦癌症早期檢查法 | 廖松濤譯 | 160元 |
| ⑧老人痴呆症防止法 | 柯素娥編譯 | 130元 |
| ⑨松葉汁健康飲料 | 陳麗芬編譯 | 130元 |
| ⑩揉肚臍健康法 | 永井秋夫著 | 150元 |
| ⑪過勞死、猝死的預防 | 卓秀貞編譯 | 130元 |
| ⑫高血壓治療與飲食 | 藤山順豐著 | 150元 |
| ⑬老人看護指南 | 柯素娥編譯 | 150元 |
| ⑭美容外科淺談 | 楊啟宏著 | 150元 |
| ⑮美容外科新境界 | 楊啟宏著 | 150元 |
| ⑯鹽是天然的醫生 | 西英司郎著 | 140元 |
| ⑰年輕十歲不是夢 | 梁瑞麟譯 | 200元 |
| ⑱茶料理治百病 | 桑野和民著 | 180元 |
| ⑲綠茶治病寶典 | 桑野和民著 | 150元 |
| ⑳杜仲茶養顏減肥法 | 西田博著 | 150元 |
| ㉑蜂膠驚人療效 | 瀨長良三郎著 | 150元 |
| ㉒蜂膠治百病 | 瀨長良三郎著 | 180元 |
| ㉓醫藥與生活 | 鄭炳全著 | 180元 |
| ㉔鈣長生寶典 | 落合敏著 | 180元 |
| ㉕大蒜長生寶典 | 木下繁太郎著 | 160元 |
| ㉖居家自我健康檢查 | 石川恭三著 | 160元 |
| ㉗永恒的健康人生 | 李秀鈴譯 | 200元 |
| ㉘大豆卵磷脂長生寶典 | 劉雪卿譯 | 150元 |
| ㉙芳香療法 | 梁艾琳譯 | 160元 |

| | | |
|---|---|---|
| ㉚醋長生寶典 | 柯素娥譯 | 180元 |
| ㉛從星座透視健康 | 席拉・吉蒂斯著 | 180元 |
| ㉜愉悅自在保健學 | 野本二士夫著 | 160元 |
| ㉝裸睡健康法 | 丸山淳士等著 | 160元 |
| ㉞糖尿病預防與治療 | 藤田順豐著 | 180元 |
| ㉟維他命長生寶典 | 菅原明子著 | 180元 |
| ㊱維他命C新效果 | 鐘文訓編 | 150元 |
| ㊲手、腳病理按摩 | 堤芳朗著 | 160元 |
| ㊳AIDS瞭解與預防 | 彼得塔歇爾著 | 180元 |
| ㊴甲殼質殼聚糖健康法 | 沈永嘉譯 | 160元 |
| ㊵神經痛預防與治療 | 木下眞男著 | 160元 |
| ㊶室內身體鍛鍊法 | 陳炳崑編著 | 160元 |
| ㊷吃出健康藥膳 | 劉大器編著 | 180元 |
| ㊸自我指壓術 | 蘇燕謀編著 | 160元 |
| ㊹紅蘿蔔汁斷食療法 | 李玉瓊編著 | 150元 |
| ㊺洗心術健康秘法 | 竺翠萍編譯 | 170元 |
| ㊻枇杷葉健康療法 | 柯素娥編譯 | 180元 |
| ㊼抗衰血癒 | 楊啟宏著 | 180元 |
| ㊽與癌搏鬥記 | 逸見政孝著 | 180元 |
| ㊾冬蟲夏草長生寶典 | 高橋義博著 | 170元 |
| ㊿痔瘡・大腸疾病先端療法 | 宮島伸宜著 | 180元 |
| 51膠布治癒頑固慢性病 | 加瀨建造著 | 180元 |
| 52芝麻神奇健康法 | 小林貞作著 | 170元 |
| 53香煙能防止癡呆？ | 高田明和著 | 180元 |
| 54穀菜食治癌療法 | 佐藤成志著 | 180元 |
| 55貼藥健康法 | 松原英多著 | 180元 |
| 56克服癌症調和道呼吸法 | 帶津良一著 | 180元 |
| 57Ｂ型肝炎預防與治療 | 野村喜重郎著 | 180元 |
| 58青春永駐養生導引術 | 早島正雄著 | 180元 |
| 59改變呼吸法創造健康 | 原久子著 | 180元 |
| 60荷爾蒙平衡養生秘訣 | 出村博著 | 180元 |
| 61水美肌健康法 | 井戶勝富著 | 170元 |
| 62認識食物掌握健康 | 廖梅珠編著 | 170元 |
| 63痛風劇痛消除法 | 鈴木吉彥著 | 180元 |
| 64酸莖菌驚人療效 | 上田明彥著 | 180元 |
| 65大豆卵磷脂治現代病 | 神津健一著 | 200元 |
| 66時辰療法──危險時刻凌晨4時 | 呂建強等著 | 180元 |
| 67自然治癒力提升法 | 帶津良一著 | 180元 |
| 68巧妙的氣保健法 | 藤平墨子著 | 180元 |
| 69治癒Ｃ型肝炎 | 熊田博光著 | 180元 |
| 70肝臟病預防與治療 | 劉名揚編著 | 180元 |

| | | |
|---|---|---|
| ⑪腰痛平衡療法 | 荒井政信著 | 180元 |
| ⑫根治多汗症、狐臭 | 稻葉益巳著 | 220元 |
| ⑬40歲以後的骨質疏鬆症 | 沈永嘉譯 | 180元 |
| ⑭認識中藥 | 松下一成著 | 180元 |
| ⑮氣的科學 | 佐佐木茂美著 | 180元 |

## ・實用女性學講座・電腦編號 19

| | | |
|---|---|---|
| ①解讀女性內心世界 | 島田一男著 | 150元 |
| ②塑造成熟的女性 | 島田一男著 | 150元 |
| ③女性整體裝扮學 | 黃靜香編著 | 180元 |
| ④女性應對禮儀 | 黃靜香編著 | 180元 |
| ⑤女性婚前必修 | 小野十傳著 | 200元 |
| ⑥徹底瞭解女人 | 田口二州著 | 180元 |
| ⑦拆穿女性謊言88招 | 島田一男著 | 200元 |

## ・校園系列・電腦編號 20

| | | |
|---|---|---|
| ①讀書集中術 | 多湖輝著 | 150元 |
| ②應考的訣竅 | 多湖輝著 | 150元 |
| ③輕鬆讀書贏得聯考 | 多湖輝著 | 150元 |
| ④讀書記憶秘訣 | 多湖輝著 | 150元 |
| ⑤視力恢復！超速讀術 | 江錦雲譯 | 180元 |
| ⑥讀書36計 | 黃柏松編著 | 180元 |
| ⑦驚人的速讀術 | 鐘文訓編著 | 170元 |
| ⑧學生課業輔導良方 | 多湖輝著 | 180元 |
| ⑨超速讀超記憶法 | 廖松濤編著 | 180元 |
| ⑩速算解題技巧 | 宋釗宜編著 | 200元 |

## ・實用心理學講座・電腦編號 21

| | | |
|---|---|---|
| ①拆穿欺騙伎倆 | 多湖輝著 | 140元 |
| ②創造好構想 | 多湖輝著 | 140元 |
| ③面對面心理術 | 多湖輝著 | 160元 |
| ④偽裝心理術 | 多湖輝著 | 140元 |
| ⑤透視人性弱點 | 多湖輝著 | 140元 |
| ⑥自我表現術 | 多湖輝著 | 180元 |
| ⑦不可思議的人性心理 | 多湖輝著 | 150元 |
| ⑧催眠術入門 | 多湖輝著 | 150元 |
| ⑨責罵部屬的藝術 | 多湖輝著 | 150元 |
| ⑩精神力 | 多湖輝著 | 150元 |

| | | |
|---|---|---|
| ⑪厚黑說服術 | 多湖輝著 | 150元 |
| ⑫集中力 | 多湖輝著 | 150元 |
| ⑬構想力 | 多湖輝著 | 150元 |
| ⑭深層心理術 | 多湖輝著 | 160元 |
| ⑮深層語言術 | 多湖輝著 | 160元 |
| ⑯深層說服術 | 多湖輝著 | 180元 |
| ⑰掌握潛在心理 | 多湖輝著 | 160元 |
| ⑱洞悉心理陷阱 | 多湖輝著 | 180元 |
| ⑲解讀金錢心理 | 多湖輝著 | 180元 |
| ⑳拆穿語言圈套 | 多湖輝著 | 180元 |
| ㉑語言的內心玄機 | 多湖輝著 | 180元 |

## • 超現實心理講座 • 電腦編號 22

| | | |
|---|---|---|
| ①超意識覺醒法 | 詹蔚芬編譯 | 130元 |
| ②護摩秘法與人生 | 劉名揚編譯 | 130元 |
| ③秘法！超級仙術入門 | 陸 明譯 | 150元 |
| ④給地球人的訊息 | 柯素娥編著 | 150元 |
| ⑤密教的神通力 | 劉名揚編著 | 130元 |
| ⑥神秘奇妙的世界 | 平川陽一著 | 180元 |
| ⑦地球文明的超革命 | 吳秋嬌譯 | 200元 |
| ⑧力量石的秘密 | 吳秋嬌譯 | 180元 |
| ⑨超能力的靈異世界 | 馬小莉譯 | 200元 |
| ⑩逃離地球毀滅的命運 | 吳秋嬌譯 | 200元 |
| ⑪宇宙與地球終結之謎 | 南山宏著 | 200元 |
| ⑫驚世奇功揭秘 | 傅起鳳著 | 200元 |
| ⑬啟發身心潛力心象訓練法 | 栗田昌裕著 | 180元 |
| ⑭仙道術遁甲法 | 高藤聰一郎著 | 220元 |
| ⑮神通力的秘密 | 中岡俊哉著 | 180元 |
| ⑯仙人成仙術 | 高藤聰一郎著 | 200元 |
| ⑰仙道符咒氣功法 | 高藤聰一郎著 | 220元 |
| ⑱仙道風水術尋龍法 | 高藤聰一郎著 | 200元 |
| ⑲仙道奇蹟超幻像 | 高藤聰一郎著 | 200元 |
| ⑳仙道鍊金術房中法 | 高藤聰一郎著 | 200元 |
| ㉑奇蹟超醫療治癒難病 | 深野一幸著 | 220元 |
| ㉒揭開月球的神秘力量 | 超科學研究會 | 180元 |
| ㉓西藏密教奧義 | 高藤聰一郎著 | 250元 |

## • 養 生 保 健 • 電腦編號 23

| | | |
|---|---|---|
| ①醫療養生氣功 | 黃孝寬著 | 250元 |

| | | |
|---|---|---|
| ②中國氣功圖譜 | 余功保著 | 230元 |
| ③少林醫療氣功精粹 | 井玉蘭著 | 250元 |
| ④龍形實用氣功 | 吳大才等著 | 220元 |
| ⑤魚戲增視強身氣功 | 宮　嬰著 | 220元 |
| ⑥嚴新氣功 | 前新培金著 | 250元 |
| ⑦道家玄牝氣功 | 張　章著 | 200元 |
| ⑧仙家秘傳袪病功 | 李遠國著 | 160元 |
| ⑨少林十大健身功 | 秦慶豐著 | 180元 |
| ⑩中國自控氣功 | 張明武著 | 250元 |
| ⑪醫療防癌氣功 | 黃孝寬著 | 250元 |
| ⑫醫療強身氣功 | 黃孝寬著 | 250元 |
| ⑬醫療點穴氣功 | 黃孝寬著 | 250元 |
| ⑭中國八卦如意功 | 趙維漢著 | 180元 |
| ⑮正宗馬禮堂養氣功 | 馬禮堂著 | 420元 |
| ⑯秘傳道家筋經內丹功 | 王慶餘著 | 280元 |
| ⑰三元開慧功 | 辛桂林著 | 250元 |
| ⑱防癌治癌新氣功 | 郭　林著 | 180元 |
| ⑲禪定與佛家氣功修煉 | 劉天君著 | 200元 |
| ⑳顛倒之術 | 梅自強著 | 360元 |
| ㉑簡明氣功辭典 | 吳家駿編 | 360元 |
| ㉒八卦三合功 | 張全亮著 | 230元 |

## •社會人智囊• 電腦編號 24

| | | |
|---|---|---|
| ①糾紛談判術 | 清水增三著 | 160元 |
| ②創造關鍵術 | 淺野八郎著 | 150元 |
| ③觀人術 | 淺野八郎著 | 180元 |
| ④應急詭辯術 | 廖英迪編著 | 160元 |
| ⑤天才家學習術 | 木原武一著 | 160元 |
| ⑥猫型狗式鑑人術 | 淺野八郎著 | 180元 |
| ⑦逆轉運掌握術 | 淺野八郎著 | 180元 |
| ⑧人際圓融術 | 澀谷昌三著 | 160元 |
| ⑨解讀人心術 | 淺野八郎著 | 180元 |
| ⑩與上司水乳交融術 | 秋元隆司著 | 180元 |
| ⑪男女心態定律 | 小田晉著 | 180元 |
| ⑫幽默說話術 | 林振輝編著 | 200元 |
| ⑬人能信賴幾分 | 淺野八郎著 | 180元 |
| ⑭我一定能成功 | 李玉瓊譯 | 180元 |
| ⑮獻給青年的嘉言 | 陳蒼杰譯 | 180元 |
| ⑯知人、知面、知其心 | 林振輝編著 | 180元 |
| ⑰塑造堅強的個性 | 坂上肇著 | 180元 |

| | | |
|---|---|---|
| ⑱爲自己而活 | 佐藤綾子著 | 180元 |
| ⑲未來十年與愉快生活有約 | 船井幸雄著 | 180元 |
| ⑳超級銷售話術 | 杜秀卿譯 | 180元 |
| ㉑感性培育術 | 黃靜香編著 | 180元 |
| ㉒公司新鮮人的禮儀規範 | 蔡媛惠譯 | 180元 |
| ㉓傑出職員鍛鍊術 | 佐佐木正著 | 180元 |
| ㉔面談獲勝戰略 | 李芳黛譯 | 180元 |
| ㉕金玉良言撼人心 | 森純大著 | 180元 |
| ㉖男女幽默趣典 | 劉華亭編著 | 180元 |
| ㉗機智說話術 | 劉華亭編著 | 180元 |
| ㉘心理諮商室 | 柯素娥譯 | 180元 |
| ㉙如何在公司頭角崢嶸 | 佐佐木正著 | 180元 |
| ㉚機智應對術 | 李玉瓊編著 | 200元 |

## •精 選 系 列• 電腦編號 25

| | | |
|---|---|---|
| ①毛澤東與鄧小平 | 渡邊利夫等著 | 280元 |
| ②中國大崩裂 | 江戶介雄著 | 180元 |
| ③台灣•亞洲奇蹟 | 上村幸治著 | 220元 |
| ④7-ELEVEN高盈收策略 | 國友隆一著 | 180元 |
| ⑤台灣獨立 | 森　詠著 | 200元 |
| ⑥迷失中國的末路 | 江戶雄介著 | 220元 |
| ⑦2000年5月全世界毀滅 | 紫藤甲子男著 | 180元 |
| ⑧失去鄧小平的中國 | 小島朋之著 | 220元 |

## •運 動 遊 戲• 電腦編號 26

| | | |
|---|---|---|
| ①雙人運動 | 李玉瓊譯 | 160元 |
| ②愉快的跳繩運動 | 廖玉山譯 | 180元 |
| ③運動會項目精選 | 王佑京譯 | 150元 |
| ④肋木運動 | 廖玉山譯 | 150元 |
| ⑤測力運動 | 王佑宗譯 | 150元 |

## •休 閒 娛 樂• 電腦編號 27

| | | |
|---|---|---|
| ①海水魚飼養法 | 田中智浩著 | 300元 |
| ②金魚飼養法 | 曾雪玫譯 | 250元 |
| ③熱門海水魚 | 毛利匡明著 | 元 |
| ④愛犬的教養與訓練 | 池田好雄著 | 250元 |

## ・銀髮族智慧學・電腦編號 28

| | | |
|---|---|---|
| ①銀髮六十樂逍遙 | 多湖輝著 | 170元 |
| ②人生六十反年輕 | 多湖輝著 | 170元 |
| ③六十歲的決斷 | 多湖輝著 | 170元 |

## ・飲 食 保 健・電腦編號 29

| | | |
|---|---|---|
| ①自己製作健康茶 | 大海淳著 | 220元 |
| ②好吃、具藥效茶料理 | 德永睦子著 | 220元 |
| ③改善慢性病健康藥草茶 | 吳秋嬌譯 | 200元 |
| ④藥酒與健康果菜汁 | 成玉編著 | 250元 |

## ・家庭醫學保健・電腦編號 30

| | | |
|---|---|---|
| ①女性醫學大全 | 雨森良彥著 | 380元 |
| ②初爲人父育兒寶典 | 小瀧周曹著 | 220元 |
| ③性活力強健法 | 相建華著 | 200元 |
| ④30歲以上的懷孕與生產 | 李芳黛編著 | 220元 |
| ⑤舒適的女性更年期 | 野末悅子著 | 200元 |
| ⑥夫妻前戲的技巧 | 笠井寬司著 | 200元 |
| ⑦病理足穴按摩 | 金慧明著 | 220元 |
| ⑧爸爸的更年期 | 河野孝旺著 | 200元 |
| ⑨橡皮帶健康法 | 山田晶著 | 200元 |
| ⑩33天健美減肥 | 相建華等著 | 180元 |
| ⑪男性健美入門 | 孫玉祿編著 | 180元 |

## ・心 靈 雅 集・電腦編號 00

| | | |
|---|---|---|
| ①禪言佛語看人生 | 松濤弘道著 | 180元 |
| ②禪密教的奧秘 | 葉逯謙譯 | 120元 |
| ③觀音大法力 | 田口日勝著 | 120元 |
| ④觀音法力的大功德 | 田口日勝著 | 120元 |
| ⑤達摩禪106智慧 | 劉華亭編譯 | 220元 |
| ⑥有趣的佛教研究 | 葉逯謙編譯 | 170元 |
| ⑦夢的開運法 | 蕭京凌譯 | 130元 |
| ⑧禪學智慧 | 柯素娥編譯 | 130元 |
| ⑨女性佛教入門 | 許俐萍譯 | 110元 |
| ⑩佛像小百科 | 心靈雅集編譯組 | 130元 |
| ⑪佛教小百科趣談 | 心靈雅集編譯組 | 120元 |

| | | |
|---|---|---|
| ⑫佛教小百科漫談 | 心靈雅集編譯組 | 150元 |
| ⑬佛教知識小百科 | 心靈雅集編譯組 | 150元 |
| ⑭佛學名言智慧 | 松濤弘道著 | 220元 |
| ⑮釋迦名言智慧 | 松濤弘道著 | 220元 |
| ⑯活人禪 | 平田精耕著 | 120元 |
| ⑰坐禪入門 | 柯素娥編譯 | 150元 |
| ⑱現代禪悟 | 柯素娥編譯 | 130元 |
| ⑲道元禪師語錄 | 心靈雅集編譯組 | 130元 |
| ⑳佛學經典指南 | 心靈雅集編譯組 | 130元 |
| ㉑何謂「生」　阿含經 | 心靈雅集編譯組 | 150元 |
| ㉒一切皆空　般若心經 | 心靈雅集編譯組 | 150元 |
| ㉓超越迷惘　法句經 | 心靈雅集編譯組 | 130元 |
| ㉔開拓宇宙觀　華嚴經 | 心靈雅集編譯組 | 130元 |
| ㉕真實之道　法華經 | 心靈雅集編譯組 | 130元 |
| ㉖自由自在　涅槃經 | 心靈雅集編譯組 | 130元 |
| ㉗沈默的教示　維摩經 | 心靈雅集編譯組 | 150元 |
| ㉘開通心眼　佛語佛戒 | 心靈雅集編譯組 | 130元 |
| ㉙揭秘寶庫　密教經典 | 心靈雅集編譯組 | 180元 |
| ㉚坐禪與養生 | 廖松濤譯 | 110元 |
| ㉛釋尊十戒 | 柯素娥編譯 | 120元 |
| ㉜佛法與神通 | 劉欣如編著 | 120元 |
| ㉝悟（正法眼藏的世界） | 柯素娥編譯 | 120元 |
| ㉞只管打坐 | 劉欣如編著 | 120元 |
| ㉟喬答摩・佛陀傳 | 劉欣如編著 | 120元 |
| ㊱唐玄奘留學記 | 劉欣如編著 | 120元 |
| ㊲佛教的人生觀 | 劉欣如編譯 | 110元 |
| ㊳無門關（上卷） | 心靈雅集編譯組 | 150元 |
| ㊴無門關（下卷） | 心靈雅集編譯組 | 150元 |
| ㊵業的思想 | 劉欣如編著 | 130元 |
| ㊶佛法難學嗎 | 劉欣如著 | 140元 |
| ㊷佛法實用嗎 | 劉欣如著 | 140元 |
| ㊸佛法殊勝嗎 | 劉欣如著 | 140元 |
| ㊹因果報應法則 | 李常傳編 | 140元 |
| ㊺佛教醫學的奧秘 | 劉欣如編著 | 150元 |
| ㊻紅塵絕唱 | 海　若著 | 130元 |
| ㊼佛教生活風情 | 洪丕謨、姜玉珍著 | 220元 |
| ㊽行住坐臥有佛法 | 劉欣如著 | 160元 |
| ㊾起心動念是佛法 | 劉欣如著 | 160元 |
| ㊿四字禪語 | 曹洞宗青年會 | 200元 |
| 51妙法蓮華經 | 劉欣如編著 | 160元 |
| 52根本佛教與大乘佛教 | 葉作森編 | 180元 |

| | | |
|---|---|---|
| ㊿大乘佛經 | 定方晟著 | 180元 |
| ㊹須彌山與極樂世界 | 定方晟著 | 180元 |
| ㊺阿闍世的悟道 | 定方晟著 | 180元 |
| ㊻金剛經的生活智慧 | 劉欣如著 | 180元 |

## ・經 營 管 理・電腦編號 01

| | | |
|---|---|---|
| ◎創新經營六十六大計（精） | 蔡弘文編 | 780元 |
| ①如何獲取生意情報 | 蘇燕謀譯 | 110元 |
| ②經濟常識問答 | 蘇燕謀譯 | 130元 |
| ④台灣商戰風雲錄 | 陳中雄著 | 120元 |
| ⑤推銷大王秘錄 | 原一平著 | 180元 |
| ⑥新創意・賺大錢 | 王家成譯 | 90元 |
| ⑦工廠管理新手法 | 琪　輝著 | 120元 |
| ⑨經營參謀 | 柯順隆譯 | 120元 |
| ⑩美國實業24小時 | 柯順隆譯 | 80元 |
| ⑪撼動人心的推銷法 | 原一平著 | 150元 |
| ⑫高竿經營法 | 蔡弘文編 | 120元 |
| ⑬如何掌握顧客 | 柯順隆譯 | 150元 |
| ⑭一等一賺錢策略 | 蔡弘文編 | 120元 |
| ⑯成功經營妙方 | 鐘文訓著 | 120元 |
| ⑰一流的管理 | 蔡弘文編 | 150元 |
| ⑱外國人看中韓經濟 | 劉華亭譯 | 150元 |
| ⑳突破商場人際學 | 林振輝編著 | 90元 |
| ㉑無中生有術 | 琪輝編著 | 140元 |
| ㉒如何使女人打開錢包 | 林振輝編著 | 100元 |
| ㉓操縱上司術 | 邑井操著 | 90元 |
| ㉔小公司經營策略 | 王嘉誠著 | 160元 |
| ㉕成功的會議技巧 | 鐘文訓編譯 | 100元 |
| ㉖新時代老闆學 | 黃柏松編著 | 100元 |
| ㉗如何創造商場智囊團 | 林振輝編譯 | 150元 |
| ㉘十分鐘推銷術 | 林振輝編譯 | 180元 |
| ㉙五分鐘育才 | 黃柏松編譯 | 100元 |
| ㉚成功商場戰術 | 陸明編譯 | 100元 |
| ㉛商場談話技巧 | 劉華亭編譯 | 120元 |
| ㉜企業帝王學 | 鐘文訓譯 | 90元 |
| ㉝自我經濟學 | 廖松濤編譯 | 100元 |
| ㉞一流的經營 | 陶田生編著 | 120元 |
| ㉟女性職員管理術 | 王昭國編譯 | 120元 |
| ㊱ＩＢＭ的人事管理 | 鐘文訓編譯 | 150元 |
| ㊲現代電腦常識 | 王昭國編譯 | 150元 |

| | | |
|---|---|---|
| ㊳電腦管理的危機 | 鐘文訓編譯 | 120元 |
| ㊴如何發揮廣告效果 | 王昭國編譯 | 150元 |
| ㊵最新管理技巧 | 王昭國編譯 | 150元 |
| ㊶一流推銷術 | 廖松濤編譯 | 150元 |
| ㊷包裝與促銷技巧 | 王昭國編譯 | 130元 |
| ㊸企業王國指揮塔 | 松下幸之助著 | 120元 |
| ㊹企業精銳兵團 | 松下幸之助著 | 120元 |
| ㊺企業人事管理 | 松下幸之助著 | 100元 |
| ㊻華僑經商致富術 | 廖松濤編譯 | 130元 |
| ㊼豐田式銷售技巧 | 廖松濤編譯 | 180元 |
| ㊽如何掌握銷售技巧 | 王昭國編著 | 130元 |
| ㊿洞燭機先的經營 | 鐘文訓編譯 | 150元 |
| 52新世紀的服務業 | 鐘文訓編譯 | 100元 |
| 53成功的領導者 | 廖松濤編譯 | 120元 |
| 54女推銷員成功術 | 李玉瓊編譯 | 130元 |
| 55ＩＢＭ人才培育術 | 鐘文訓編譯 | 100元 |
| 56企業人自我突破法 | 黃琪輝編著 | 150元 |
| 58財富開發術 | 蔡弘文編著 | 130元 |
| 59成功的店舖設計 | 鐘文訓編著 | 150元 |
| 61企管回春法 | 蔡弘文編著 | 130元 |
| 62小企業經營指南 | 鐘文訓編譯 | 100元 |
| 63商場致勝名言 | 鐘文訓編譯 | 150元 |
| 64迎接商業新時代 | 廖松濤編譯 | 100元 |
| 66新手股票投資入門 | 何朝乾　編 | 200元 |
| 67上揚股與下跌股 | 何朝乾編譯 | 180元 |
| 68股票速成學 | 何朝乾編譯 | 200元 |
| 69理財與股票投資策略 | 黃俊豪編著 | 180元 |
| 70黃金投資策略 | 黃俊豪編著 | 180元 |
| 71厚黑管理學 | 廖松濤編譯 | 180元 |
| 72股市致勝格言 | 呂梅莎編譯 | 180元 |
| 73透視西武集團 | 林谷燁編譯 | 150元 |
| 76巡迴行銷術 | 陳蒼杰譯 | 150元 |
| 77推銷的魔術 | 王嘉誠譯 | 120元 |
| 7860秒指導部屬 | 周蓮芬編譯 | 150元 |
| 79精銳女推銷員特訓 | 李玉瓊編譯 | 130元 |
| 80企劃、提案、報告圖表的技巧 | 鄭　汶　譯 | 180元 |
| 81海外不動產投資 | 許達守編譯 | 150元 |
| 82八百件的世界策略 | 李玉瓊譯 | 150元 |
| 83服務業品質管理 | 吳宜芬譯 | 180元 |
| 84零庫存銷售 | 黃東謙編譯 | 150元 |
| 85三分鐘推銷管理 | 劉名揚編譯 | 150元 |

| | | |
|---|---|---|
| ㊱推銷大王奮鬥史 | 原一平著 | 150元 |
| ㊲豐田汽車的生產管理 | 林谷燁編譯 | 150元 |

## •成功寶庫• 電腦編號 02

| | | |
|---|---|---|
| ①上班族交際術 | 江森滋著 | 100元 |
| ②拍馬屁訣竅 | 廖玉山編譯 | 110元 |
| ④聽話的藝術 | 歐陽輝編譯 | 110元 |
| ⑨求職轉業成功術 | 陳　義編著 | 110元 |
| ⑩上班族禮儀 | 廖玉山編著 | 120元 |
| ⑪接近心理學 | 李玉瓊編著 | 100元 |
| ⑫創造自信的新人生 | 廖松濤編著 | 120元 |
| ⑭上班族如何出人頭地 | 廖松濤編著 | 100元 |
| ⑮神奇瞬間瞑想法 | 廖松濤編譯 | 100元 |
| ⑯人生成功之鑰 | 楊意苓編著 | 150元 |
| ⑲給企業人的諍言 | 鐘文訓編著 | 120元 |
| ⑳企業家自律訓練法 | 陳　義編譯 | 100元 |
| ㉑上班族妖怪學 | 廖松濤編著 | 100元 |
| ㉒猶太人縱橫世界的奇蹟 | 孟佑政編著 | 110元 |
| ㉓訪問推銷術 | 黃静香編著 | 130元 |
| ㉕你是上班族中強者 | 嚴思圖編著 | 100元 |
| ㉖向失敗挑戰 | 黃静香編著 | 100元 |
| ㉚成功頓悟100則 | 蕭京凌編譯 | 130元 |
| ㉛掌握好運100則 | 蕭京凌編譯 | 110元 |
| ㉜知性幽默 | 李玉瓊編譯 | 130元 |
| ㉝熟記對方絕招 | 黃静香編譯 | 100元 |
| ㉞男性成功秘訣 | 陳蒼杰編譯 | 130元 |
| ㊱業務員成功秘方 | 李玉瓊編著 | 120元 |
| ㊲察言觀色的技巧 | 劉華亭編著 | 180元 |
| ㊳一流領導力 | 施義彥編譯 | 120元 |
| ㊴一流說服力 | 李玉瓊編著 | 130元 |
| ㊵30秒鐘推銷術 | 廖松濤編譯 | 150元 |
| ㊶猶太成功商法 | 周蓮芬編譯 | 120元 |
| ㊷尖端時代行銷策略 | 陳蒼杰編著 | 100元 |
| ㊸顧客管理學 | 廖松濤編著 | 100元 |
| ㊹如何使對方說Yes | 程　羲編著 | 150元 |
| ㊺如何提高工作效率 | 劉華亭編著 | 150元 |
| ㊼上班族口才學 | 楊鴻儒譯 | 120元 |
| ㊽上班族新鮮人須知 | 程　羲編著 | 120元 |
| ㊾如何左右逢源 | 程　羲編著 | 130元 |
| ㊿語言的心理戰 | 多湖輝著 | 130元 |

| | | |
|---|---|---|
| 51扣人心弦演說術 | 劉名揚編著 | 120元 |
| 53如何增進記憶力、集中力 | 廖松濤譯 | 130元 |
| 55性惡企業管理學 | 陳蒼杰譯 | 130元 |
| 56自我啟發200招 | 楊鴻儒編著 | 150元 |
| 57做個傑出女職員 | 劉名揚編著 | 130元 |
| 58靈活的集團營運術 | 楊鴻儒編著 | 120元 |
| 60個案研究活用法 | 楊鴻儒編著 | 130元 |
| 61企業教育訓練遊戲 | 楊鴻儒編著 | 120元 |
| 62管理者的智慧 | 程　義編譯 | 130元 |
| 63做個佼佼管理者 | 馬筱莉編譯 | 130元 |
| 64智慧型說話技巧 | 沈永嘉編譯 | 130元 |
| 66活用佛學於經營 | 松濤弘道著 | 150元 |
| 67活用禪學於企業 | 柯素娥編譯 | 130元 |
| 68詭辯的智慧 | 沈永嘉編譯 | 150元 |
| 69幽默詭辯術 | 廖玉山編譯 | 150元 |
| 70拿破崙智慧箴言 | 柯素娥編譯 | 130元 |
| 71自我培育・超越 | 蕭京凌編譯 | 150元 |
| 74時間即一切 | 沈永嘉編譯 | 130元 |
| 75自我脫胎換骨 | 柯素娥譯 | 150元 |
| 76贏在起跑點—人才培育鐵則 | 楊鴻儒編譯 | 150元 |
| 77做一枚活棋 | 李玉瓊編譯 | 130元 |
| 78面試成功戰略 | 柯素娥編譯 | 130元 |
| 79自我介紹與社交禮儀 | 柯素娥編譯 | 150元 |
| 80說NO的技巧 | 廖玉山編譯 | 130元 |
| 81瞬間攻破心防法 | 廖玉山編譯 | 120元 |
| 82改變一生的名言 | 李玉瓊編譯 | 130元 |
| 83性格性向創前程 | 楊鴻儒編譯 | 130元 |
| 84訪問行銷新竅門 | 廖玉山編譯 | 150元 |
| 85無所不達的推銷話術 | 李玉瓊編譯 | 150元 |

## ・處世智慧・電腦編號03

| | | |
|---|---|---|
| ①如何改變你自己 | 陸明編譯 | 120元 |
| ⑥靈感成功術 | 譚繼山編譯 | 80元 |
| ⑧扭轉一生的五分鐘 | 黃柏松編譯 | 100元 |
| ⑩現代人的詭計 | 林振輝譯 | 100元 |
| ⑫如何利用你的時間 | 蘇遠謀譯 | 80元 |
| ⑬口才必勝術 | 黃柏松編譯 | 120元 |
| ⑭女性的智慧 | 譚繼山編譯 | 90元 |
| ⑮如何突破孤獨 | 張文志編譯 | 80元 |
| ⑯人生的體驗 | 陸明編譯 | 80元 |

| | | |
|---|---|---|
| ⑰微笑社交術 | 張芳明譯 | 90元 |
| ⑱幽默吹牛術 | 金子登著 | 90元 |
| ⑲攻心說服術 | 多湖輝著 | 100元 |
| ⑳當機立斷 | 陸明編譯 | 70元 |
| ㉑勝利者的戰略 | 宋恩臨編譯 | 80元 |
| ㉒如何交朋友 | 安紀芳編著 | 70元 |
| ㉓鬥智奇謀(諸葛孔明兵法) | 陳炳崑著 | 70元 |
| ㉔慧心良言 | 亦　奇著 | 80元 |
| ㉕名家慧語 | 蔡逸鴻主編 | 90元 |
| ㉗稱霸者啟示金言 | 黃柏松編譯 | 90元 |
| ㉘如何發揮你的潛能 | 陸明編譯 | 90元 |
| ㉙女人身態語言學 | 李常傳譯 | 130元 |
| ㉚摸透女人心 | 張文志譯 | 90元 |
| ㉛現代戀愛秘訣 | 王家成譯 | 70元 |
| ㉜給女人的悄悄話 | 妮倩編譯 | 90元 |
| ㉞如何開拓快樂人生 | 陸明編譯 | 90元 |
| ㉟驚人時間活用法 | 鐘文訓譯 | 80元 |
| ㊱成功的捷徑 | 鐘文訓譯 | 70元 |
| ㊲幽默逗笑術 | 林振輝著 | 120元 |
| ㊳活用血型讀書法 | 陳炳崑譯 | 80元 |
| ㊴心　燈 | 葉于模著 | 100元 |
| ㊵當心受騙 | 林顯茂譯 | 90元 |
| ㊶心・體・命運 | 蘇燕謀譯 | 70元 |
| ㊷如何使頭腦更敏銳 | 陸明編譯 | 70元 |
| ㊸宮本武藏五輪書金言錄 | 宮本武藏著 | 100元 |
| ㊺勇者的智慧 | 黃柏松編譯 | 80元 |
| ㊼成熟的愛 | 林振輝譯 | 120元 |
| ㊽現代女性駕馭術 | 蔡德華著 | 90元 |
| ㊾禁忌遊戲 | 酒井潔著 | 90元 |
| 52摸透男人心 | 劉華亭編譯 | 80元 |
| 53如何達成願望 | 謝世輝著 | 90元 |
| 54創造奇蹟的「想念法」 | 謝世輝著 | 90元 |
| 55創造成功奇蹟 | 謝世輝著 | 90元 |
| 57幻想與成功 | 廖松濤譯 | 80元 |
| 58反派角色的啟示 | 廖松濤編譯 | 70元 |
| 59現代女性須知 | 劉華亭編著 | 75元 |
| 62如何突破內向 | 姜倩怡編譯 | 110元 |
| 64讀心術入門 | 王家成編譯 | 100元 |
| 65如何解除內心壓力 | 林美羽編著 | 110元 |
| 66取信於人的技巧 | 多湖輝著 | 110元 |
| 67如何培養堅強的自我 | 林美羽編著 | 90元 |

| | | |
|---|---|---|
| ⑱自我能力的開拓 | 卓一凡編著 | 110元 |
| ⑳縱橫交涉術 | 嚴思圖編著 | 90元 |
| ㉑如何培養妳的魅力 | 劉文珊編著 | 90元 |
| ㉒魅力的力量 | 姜倩怡編著 | 90元 |
| ㉕個性膽怯者的成功術 | 廖松濤編譯 | 100元 |
| ㉖人性的光輝 | 文可式編著 | 90元 |
| ㉙培養靈敏頭腦秘訣 | 廖玉山編著 | 90元 |
| ㉚夜晚心理術 | 鄭秀美編譯 | 80元 |
| ㉛如何做個成熟的女性 | 李玉瓊編著 | 80元 |
| ㉜現代女性成功術 | 劉文珊編著 | 90元 |
| ㉝成功說話技巧 | 梁惠珠編譯 | 100元 |
| ㉞人生的真諦 | 鐘文訓編譯 | 100元 |
| ㉟妳是人見人愛的女孩 | 廖松濤編著 | 120元 |
| ㊲指尖・頭腦體操 | 蕭京凌編譯 | 90元 |
| ㊳電話應對禮儀 | 蕭京凌編著 | 120元 |
| ㊴自我表現的威力 | 廖松濤編譯 | 100元 |
| ㊵名人名語啟示錄 | 喬家楓編著 | 100元 |
| ㊶男與女的哲思 | 程鐘梅編譯 | 110元 |
| ㊷靈思慧語 | 牧　風著 | 110元 |
| ㊸心靈夜語 | 牧　風著 | 100元 |
| ㊹激盪腦力訓練 | 廖松濤編譯 | 100元 |
| ㊺三分鐘頭腦活性法 | 廖玉山編譯 | 110元 |
| ㊻星期一的智慧 | 廖玉山編譯 | 100元 |
| ㊼溝通說服術 | 賴文琇編譯 | 100元 |

## •健康與美容• 電腦編號 04

| | | |
|---|---|---|
| ③媚酒傳（中國王朝秘酒） | 陸明主編 | 120元 |
| ⑤中國回春健康術 | 蔡一藩著 | 100元 |
| ⑥奇蹟的斷食療法 | 蘇燕謀譯 | 130元 |
| ⑧健美食物法 | 陳炳崑譯 | 120元 |
| ⑨驚異的漢方療法 | 唐龍編著 | 90元 |
| ⑩不老強精食 | 唐龍編著 | 100元 |
| ⑫五分鐘跳繩健身法 | 蘇明達譯 | 100元 |
| ⑬睡眠健康法 | 王家成譯 | 80元 |
| ⑭你就是名醫 | 張芳明譯 | 90元 |
| ⑮如何保護你的眼睛 | 蘇燕謀譯 | 70元 |
| ⑲釋迦長壽健康法 | 譚繼山譯 | 90元 |
| ⑳腳部按摩健康法 | 譚繼山譯 | 120元 |
| ㉑自律健康法 | 蘇明達譯 | 90元 |
| ㉓身心保健座右銘 | 張仁福著 | 160元 |

國家圖書館出版品預行編目資料

斑點是身心的危險信號／中野進著，張果馨譯
——初版——臺北市；大展，民86
190面；　公分——（健康天地；77）
譯自：シミは心身の赤信號
ISBN 957-557-741-8（平裝）

1. 皮膚

415.748　　86008103




---

**斑點是身心的危險信號**

ISBN 957-557-741-8

原著者／中　野　進
編譯者／張　果　馨
發行人／蔡　森　明
出版者／大展出版社有限公司
社　址／台北市北投區（石牌）致遠一路二段12巷1號
電　話／(02) 8236031・8236033
傳　眞／(02) 8272069
郵政劃撥／0166955－1
登記證／局版臺業字第2171號
承印者／國順圖書印刷公司
裝　訂／嶸興裝訂有限公司
排版者／千兵企業有限公司
電　話／(02) 8812643
初版1刷／1997年（民86年）8月

定　價／180元

---

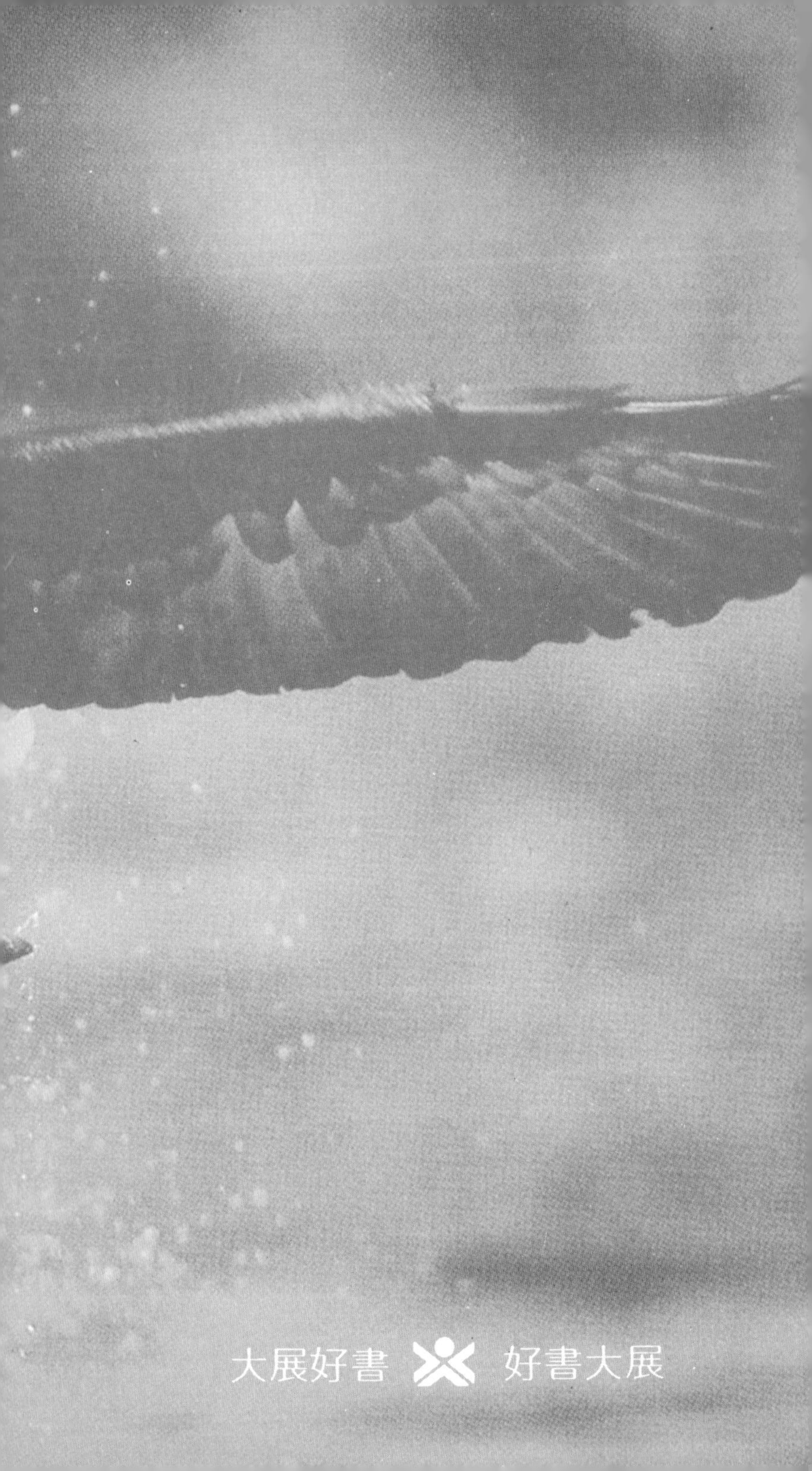
大展好書 好書大展

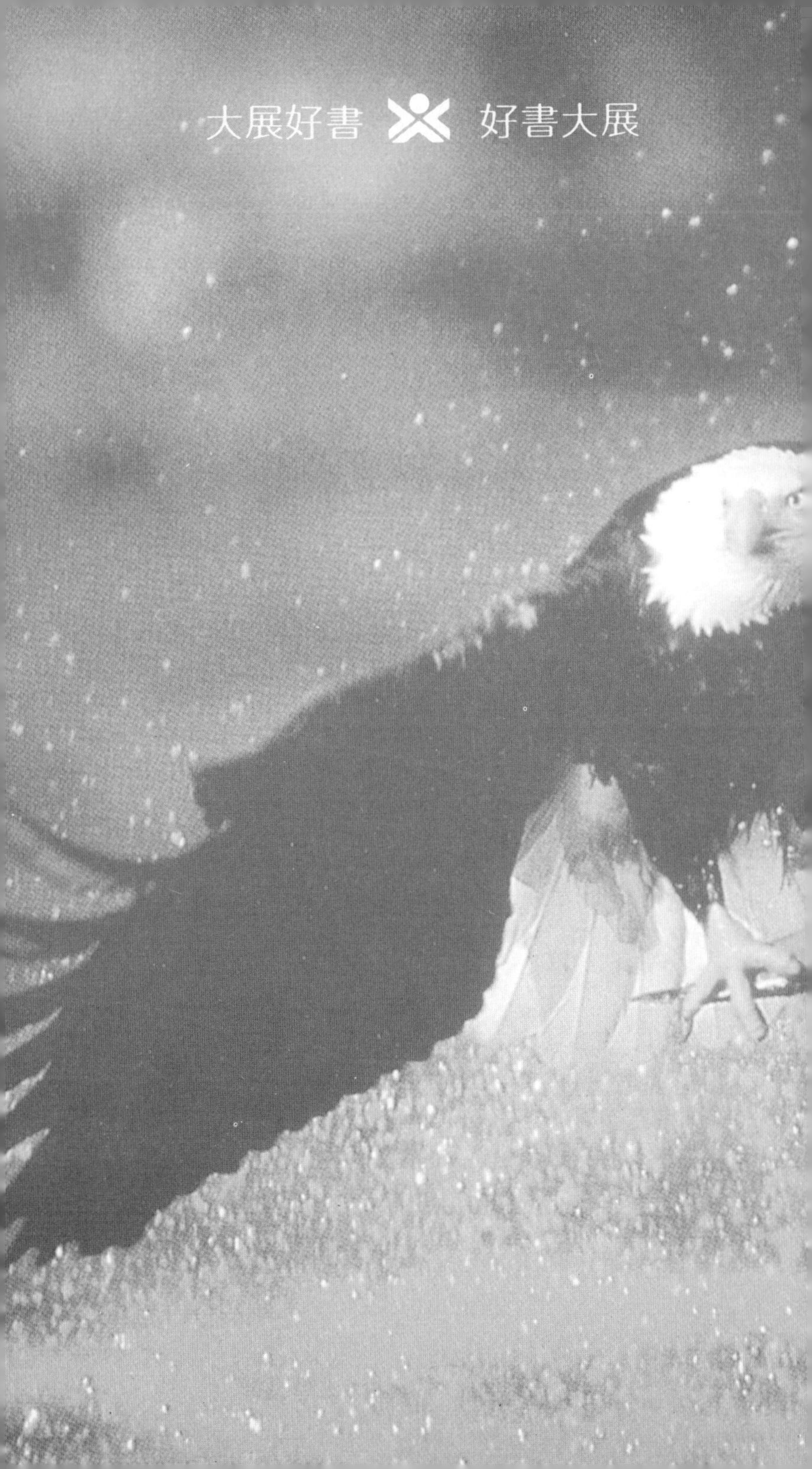
大展好書 好書大展